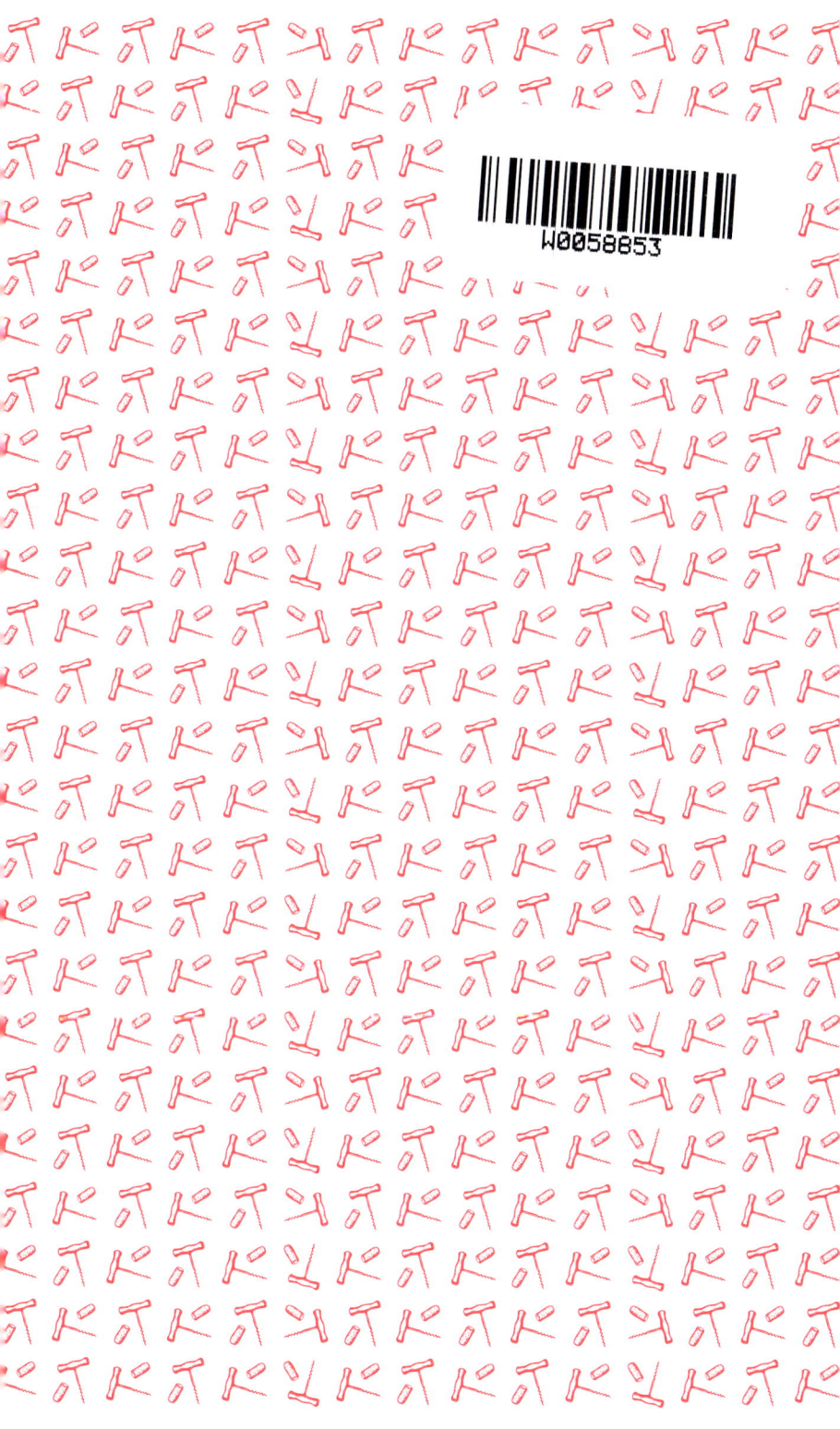

W0058853

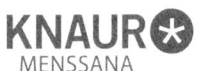
KNAUR✷
MENSSANA

Hans-Ulrich Grimm

Wein ist gesund

Wie er uns stärkt und glücklich macht

Mit Fotos von Joachim E. Röttgers

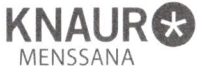

KNAUR
MENSSANA

Besuchen Sie uns im Internet:
www.mens-sana.de

Aus Verantwortung für die Umwelt hat sich die Verlagsgruppe
Droemer Knaur zu einer nachhaltigen Buchproduktion verpflichtet.
Der bewusste Umgang mit unseren Ressourcen, der Schutz unseres Klimas
und der Natur gehören zu unseren obersten Unternehmenszielen.
Gemeinsam mit unseren Partnern und Lieferanten setzen wir uns
für eine klimaneutrale Buchproduktion ein, die den Erwerb
von Klimazertifikaten zur Kompensation des CO_2-Ausstoßes einschließt.
Weitere Informationen finden Sie unter: www.klimaneutralerverlag.de

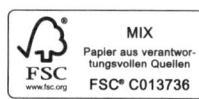

Originalausgabe 2021
© 2021 Knaur Verlag
Ein Imprint der Verlagsgruppe Droemer Knaur GmbH & Co. KG, München

Das Gedicht von Robert Gernhardt auf S. 179 ist dem Buch »Im Glück und anderswo«
entnommen. Abdruck mit freundlicher Genehmigung der S. Fischer Verlags GmbH,
Frankfurt. Das Gedicht von Eugen Gomringer auf S. 177 ist dem Buch Prof. Dr. h.c. Eugen Gomringer: Wein, in: Evelyne Polt-Heinzl/Christine Schmidjell (Hg.): Wein. Eine Auslese in Gedichten
entnommen, S. 41 Abdruck mit freundlicher Genehmigung des Philipp Reclam
jun. Verlags, Dietzingen.

Redaktion: Thomas Tilcher
Covergestaltung: deblik, Berlin
Coverabbildung: Joachim E. Röttgers
Satz: deblik, Berlin
Druck und Bindung: Eberl & Kœsel, Altusried-Krugzell
ISBN 978-3-426-65884-0
5 4 3 2 1

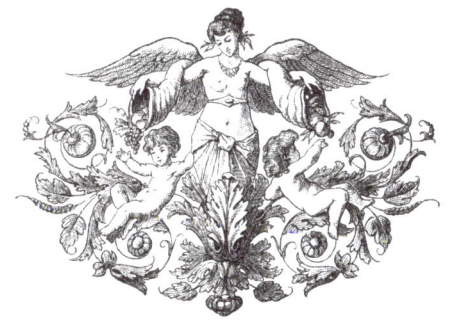

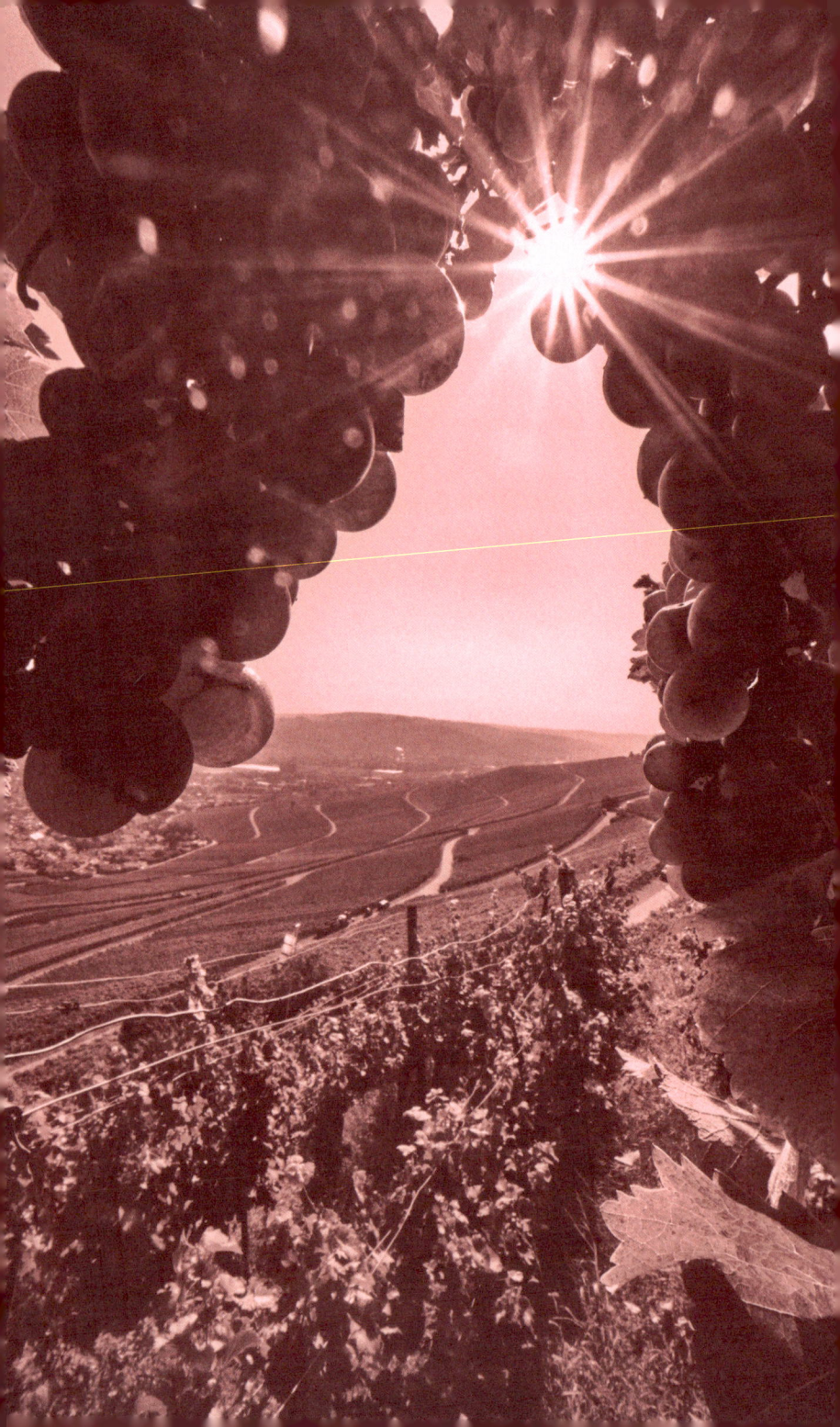

Wein ist gesund!

Auf die Idee zu diesem Buch kam ich nach einer Recherchereise nach Kalifornien, durch das Silicon Valley, wo es überraschenderweise ganz ähnlich aussieht wie in der Toskana oder der Provence – die Landschaft leicht hügelig, das Wetter angenehm warm. Es ging ums Anti-Aging, und ich hatte mich gewundert, dass in den Interviews mit den berühmtesten Altersforschern dieser Welt immer dann, wenn ich sie nach ihren ganz privaten Geheimrezepten befragte, der Wein zur Sprache kam. Der stehe bei ihnen zum Essen immer auf dem Tisch.

Na dann, dachte ich mir. Die müssen es ja wissen. Wobei es mir persönlich bis dahin eigentlich nur ums Vergnügen gegangen war, um den Geschmack, den Genuss. Das war mir wichtig – bei Weinproben, auf den vielen Reisen zu Winzern in der Umgebung oder auch im Urlaub, in Frankreich und Italien. Ich interessierte mich dafür, ob die teuren Weine wirklich besser sind, welche Gläser für Bordeaux und Burgunder, Barolo und Barbaresco die richtigen sind, für die Bedeutung des Terroirs, die Lage.

Natürlich hat mich auch die Kunst der Winzer interessiert, wie sich alles auf den Geschmack auswirkt. Und irgendwann hatte ich dann auch von den neu entdeckten Inhaltsstoffen erfahren, die so wichtig sein sollen für die Gesundheit.

Tatsächlich gibt es mittlerweile immer mehr Erkenntnisse über die gesundheitliche Bedeutung des Weins, und so ist es kein Wunder, dass die Anti-Aging-Professoren daraus ihre persönlichen Konsequenzen gezogen haben. Und auch die Professorinnen, denn für Frauen scheint der Wein fast noch wichtiger zu sein; sie gewinnen noch mehr unbeschwerte Jahre und profitieren ganz besonders von den nachgewiesenen Wirkungen. Denn der Wein, so viel steht fest, verlängert das Leben; er hält geistig fit, stärkt und macht glücklich.

In der Geschichte der Menschheit war das übrigens seit Langem bekannt. Wein war über Tausende von Jahren das wichtigste Medikament, oft sogar das einzige. Womöglich spielt er sogar eine tragende Rolle bei der Entwicklung der menschlichen Zivilisation, als zentrales Element bei Kulten und religiösen Riten.

Und das, was mich zunächst vor allem interessiert hatte – das Vergnügen, die Erheiterung –, war offenbar auch den Menschen in früheren Zeiten wichtig. Deswegen fanden sie sich zusammen, becherten gemeinsam in fröhlicher Runde – und wurden dadurch, ohne es zu merken, zu sozialen und immer zivilisierteren, gemeinschaftsfähigen Wesen. Zugleich stärkten sie ihre geistigen Fähigkeiten, ihr Selbstbewusstsein und ihre Persönlichkeit, ebenso ihren Körper, denn sie munitionierten ihre Abwehrkräfte gegen allgegenwärtige Angriffe.

Heute hingegen dominieren in den Medien und der Öffentlichkeit die Warnungen vor dem Dämon Alkohol – wobei doch in Wahrheit immer deutlicher wird, dass der Wein unter den alkoholischen Getränken eine Sonderrolle spielt und eine Verweigerungshaltung ebenso wie die Überdosis hier fatale Folgen haben kann. Denn Abstinenz, das zeigen die wissenschaftlichen Daten überdeutlich, ist ein bisher übersehenes Risiko, vor allem für das Herz. Wer keinen Wein trinkt, riskiert aber auch viele andere Krankheiten, gefährdet das Wohlergehen im Ganzen, auch die seelische Gesundheit. Wer keinen Wein trinkt, lebt gefährlich. Der Wein, das ist mittlerweile sozusagen auch amtlich festgestellt, hilft nicht nur gegen Viren und Bakterien bis hin zu den Auslösern der Cholera, sondern auch gegen die großen Zivilisationskrankheiten – angefangen von Alzheimer über Herzleiden und Krebs bis zur Zuckerkrankheit Diabetes. Die wissenschaftlichen Beweise sind überwältigend.

Follow the science, folgt der Wissenschaft – das heißt hier: Schenkt ein! Auf die Gesundheit! Zum Wohl!

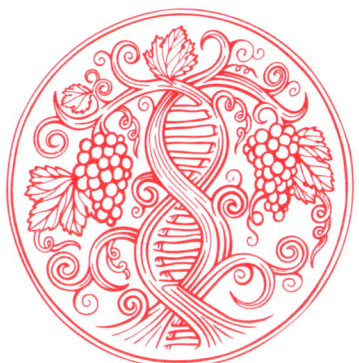

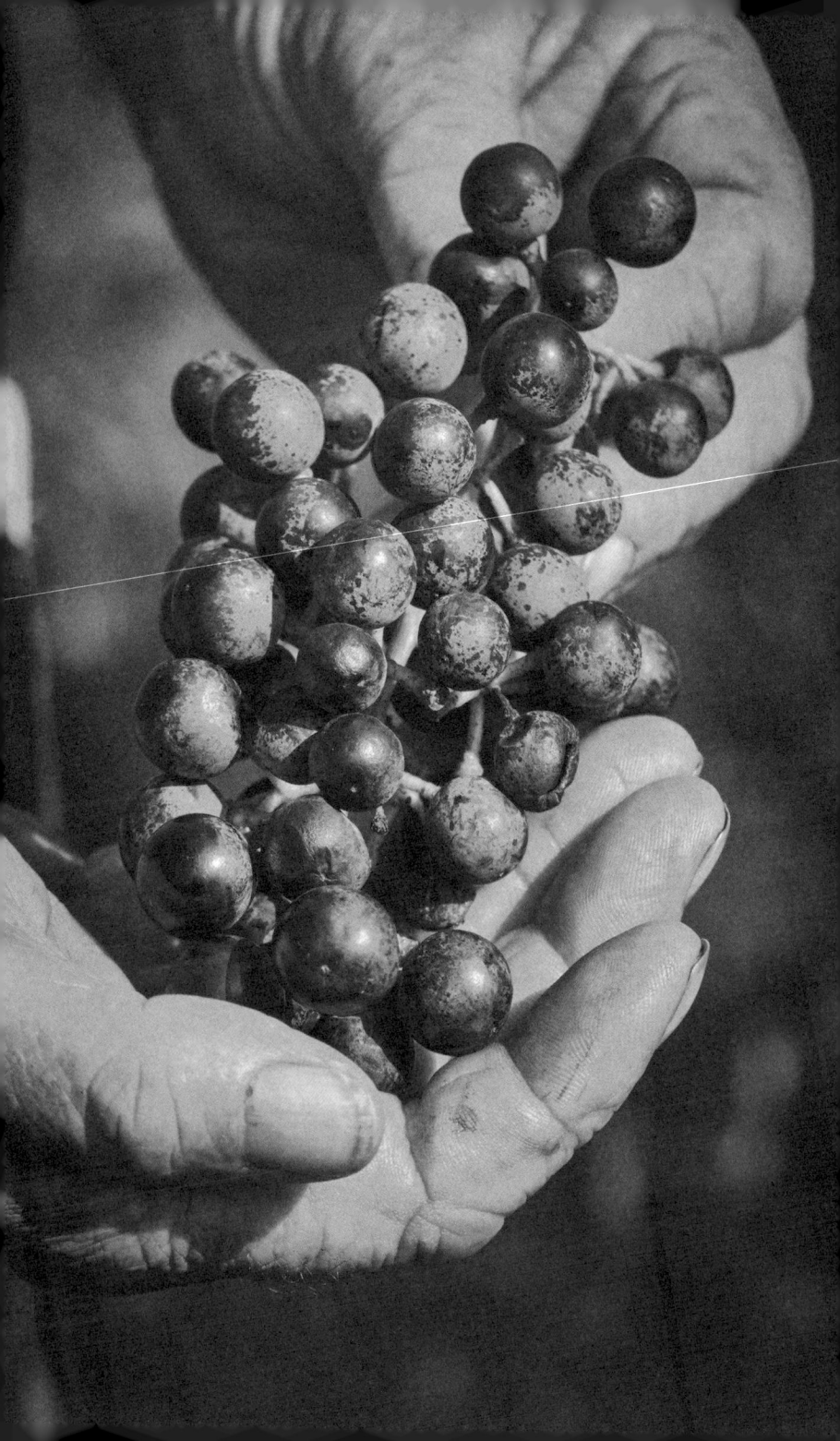

Klare Sinne

Eigentlich müsste es Wein auf Rezept geben

/ Für das Herz oft besser als die teuren Medikamente / Wer keinen Wein trinkt, lebt riskant / Lob des Philosophen: Keine Medizin hat ihm so geholfen wie der Bordeaux / Große Frage: Wie viel soll es sein?

Jetzt kommt es drauf an. Die Weinlese ist sozusagen die Stunde der Wahrheit, für den Geschmack, die Qualität – und auch für die Gesundheit. Die ganze Familie hilft mit. Es ist ein Gemeinschaftserlebnis, sagt der Winzer; viele Paare hätten sich im Weinberg gefunden, viele Ehen hätten so begonnen – seine eigene auch. Natürlich darf es nicht regnen, das würde den Wein verwässern. Glücklicherweise scheint heute die Sonne durch die Blätter der Reben. Es ist ein schöner Herbsttag. Der Körper wird aufgeladen für den Winter, sagt der Winzer, der ein Qualitätsnarr ist – und auch ein bisschen ein Philosoph. Weiter hinten singt jemand, einer jodelt sogar. Alle lachen, und er greift fast liebevoll mit seinen rauen, zerfurchten Händen nach der Traube. Zack, ein Schnitt, und die Früchte fallen in die orangerote Box, die zwischen den Rebreihen steht. Natürlich lesen sie von Hand, und alles, was nicht okay ist, fliegt in hohem Bogen raus. Dann kommen die Boxen – es wirkt ein bisschen wie in einer französischen Filmkomödie – in den alten weißen Renault-Kastenwagen, und ab geht's runter zum Weingut. Schnell in die Kühlbox, damit die Trauben nicht zu lange herumstehen. Alles wichtig für die Qualität, die gesundheitliche Wirkung – selbst die braunen Flecken auf den Blättern, die mir gleich am Anfang aufgefallen waren. Nicht gerade schön, aber eines der Geheimnisse, warum Wein so gesund ist.

Wenn der Wein ein Medikament wäre, würden sich die Medien überschlagen vor Begeisterung:

»Endlich: Länger und gesünder leben!«

»Jeder zweite Herzinfarkt verhindert!«

»Alzheimer-Risiko um 80 Prozent gesenkt!«

Tatsächlich finden Mediziner in aller Welt immer neue wissenschaftliche Nachweise für solche sensationellen Effekte des Weins. Am bekanntesten sind dabei die Schutzwirkungen für das Herz: Da zeigt der Wein tatsächlich glänzende Erfolgsraten, oft bessere als die einschlägigen Medikamente. Die moderne Forschung bestätigt damit traditionelles Menschheitswissen, schließlich stand schon in der Bibel: »Der Wein erfreut des Menschen Herz.« (»*Vinum laetificat cor hominis*«, *Psalm 104,15*).

Der Wein hat eine vorbeugende Wirkung bei den großen Zivilisationskrankheiten; er wirkt aber auch bei klassischen Infektionen, sogar bei gefürchteten Erregern großer Seuchen. Mit modernen wissenschaftlichen Methoden können Forscher mittlerweile detailliert nachweisen, woran das liegt. Schon hoffen sogar Pharmafirmen auf Milliardengewinne aus seinen Wirkstoffen, vor allem jenem, der mit den braunen Flecken auf den Blättern zu tun hat.

Eigentlich müsste es ihn also auf Rezept geben: den Riesling und den Chardonnay, den Pinot Grigio und Pinot Noir, den Barolo, Burgunder und Bordeaux. So wie das früher der Fall war. Und die Krankenkasse hat bezahlt. Doch merkwürdigerweise stehen in der öffentlichen Debatte heute vor allem die Gefahren des Dämons Alkohol im Vordergrund. Und tatsächlich steigen ja auch die Risiken mit wachsender Dosis. Keine Frage. Aber: Auf der anderen Seite zeigen die medizinischen Statistiken auch einen Anstieg der Krankheitsraten bei Alkoholverächtern.

Schon warnen Mediziner vor den Folgen: Abstinenz gefährdet Ihre Gesundheit. Keinen Wein zu trinken, errechneten Forscher, sei für Nichtraucher das größte Herzrisiko. Und für Frauen, sagt die Statistik, ist das sogar gesundheitlich noch gefährlicher als für Männer – was unter anderem hormonelle Gründe hat.

Kein Wunder jedenfalls, dass der Wein seit jeher so beliebt ist. Er hatte ja schon immer seine sensationellen Anlagen und Talente, entfaltete seine vielseitigen Wirkungen, lange bevor seine Geheimnisse dank der modernen Wissenschaft entschlüsselt werden konnten. Und so steigt er auch in der Achtung der Archäologen und Anthropologen, die ihn mittlerweile als ein ganz zentrales Element in der Entwicklung der menschlichen Zivilisation einstufen.

Ihre Wertschätzung beruht auf jenen Eigenschaften des Weins, die auch bei den Genießern im Vordergrund stehen: Der Wein hebt die Laune, löst die Zunge und macht lustig. Er versetzt uns in eine angeheiterte Stimmung – und ausgerechnet diese Fähigkeit, Rausch und milde Euphorie auszulösen, veranlasst diese Forscher, dem Wein eine zentrale Bedeutung für die Entwicklung der menschlichen Zivilisation zuzuschreiben.

Der Wein hat die Menschen zusammengeführt, um zu feiern und zu tanzen. Er hat auch die Fähigkeiten zu Kommunikation und Kooperation gefördert und damit die gesellschaftliche Entwicklung. Er war ganz wesentlich beteiligt an der Entwicklung des Menschengeschlechts, an der Evolution des menschlichen Geistes, der Gattung Homo sapiens. Die Menschen wurden nicht sesshaft, um Nahrungsmittel anzubauen, meinen die Forscher, sondern um gemeinsam zu feiern und zu leben.

Der Wein ist seit Jahrtausenden ein zentrales Element vieler Religionen und Glaubensgemeinschaften, allen voran im Judentum und Christentum; schon für die Menschen der Frühzeit war er ein Geschenk der Götter – das Kultgetränk schlechthin. Und natürlich war der Wein die wichtigste Medizin – noch bis ins 19. Jahrhundert.

Prof. Dr. Alois Pick:
Der renommierte Wiener Internist erbrachte den Nachweis,
wie man sich mit Wein gegen Cholera schützen kann

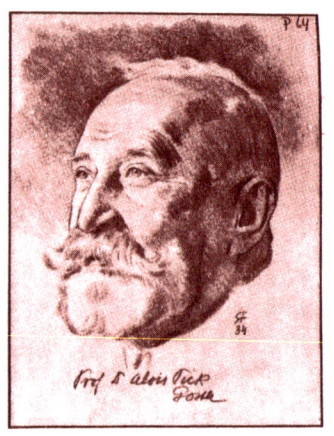

Der Wein hat zum Beispiel desinfizierende Wirkung, er tötet Krankheitserreger ab, bei Choleraepidemien wie in Paris Ende des 19. Jahrhunderts blieben Weintrinker häufig verschont. Auch in Deutschland wurde Wein noch bis zur Hamburger Choleraepidemie von 1892 zur Sterilisation von Wasser verwendet.

Der Effekt wurde mittlerweile seriös wissenschaftlich nachgewiesen – in die Medizingeschichte ging damals ein spektakulärer Selbstversuch ein von dem Wiener Arzt Dr. Alois Pick (1859–1945), der später zum Professor ernannt wurde, zu Ruhm gelangte als Autor wissenschaftlicher Werke *(Über das bewegliche Herz)*, aber auch Theaterstücke verfasst hatte *(Briefsteller für Liebende, Lord Beefsteak)*, die sogar am Wiener Burgtheater aufgeführt wurden. Von seinem dramaturgischen Talent zeugt auch ein Auftritt auf wissenschaftlicher Bühne. Bei einem Kongress im Jahre 1892 nahm er ein Glas Wasser, in das er Cholerabakterien gab, trank daraus und überlebte nicht nur, er blieb sogar völlig gesund – dank der 30 Prozent Wein, den er ebenfalls mit eingeschenkt hatte.

Auch Karl Marx (1818–1883), der Philosoph und Kapitalismuskritiker, nahm Wein aus therapeutischen Gründen zu sich. Er war nicht nur selbst Weinbergserbe und entwickelte seine Ökonomiekritik auch angesichts der damaligen Krise der Moselwinzer (siehe Anhang), er führte seine gesundheitliche Verfassung vor allem auf die Stabilisierung und Stärkung durch dieses Universalmittel zurück: »Mehr als aller Medizin verdanke ich dem Bordeaux.«

Wissenschaftlich betrachtet war das, was er natürlich damals nicht wissen konnte, wohl eine absolut korrekte Einschätzung.

Ganz zu Beginn der menschlichen Zivilisation, da war das Heilsame auch das Heilige, der Wein gehörte schon damals dazu – und die Seelsorger und Schamanen waren sowohl für das eine als auch für das andere zuständig.

Schon Noah hatte sozusagen als erste Handlung, als er mit seiner Arche wieder auf Land stieß und trockenen Boden unter den Füßen hatte, einen Weinberg angelegt. Jene Gegend, in der Historiker wegen nachweislicher Flutereignisse seine Geschichte verorten, gilt auch als eine der Ursprungsregionen des Weins: der sogenannte Fruchtbare Halbmond von Ägypten über Syrien bis zum Persischen Golf, heute eher eine Krisenregion, weithin vom Wein abgekommen – auch aufgrund der religiösen Präferenzen dort.

Der Wein wird zwar im Koran erwähnt, doch seinen Genuss hatte Religionsgründer Mohammed auf später vertagt. Er soll die Wirkungen des Weins eigentlich geschätzt haben, doch als junger Prophet musste er dann, wie die Legende berichtet, ein Gelage erleben, das aus dem Ruder lief – bei einer Hochzeit, auf der Wein getrunken wurde. Die anfängliche Heiterkeit schlug bald um in Aggression; es kam zu Ausschreitungen, und am nächsten Morgen fand er den Ort verwüstet, die Feiergäste blutig von nächtlicher Schlägerei. Geschockt von dieser Erfahrung, vertröstete er seine Gläubigen aufs Paradies, wo dann irgendwann »Ströme von Wein« fließen (Sure 47.15). Ganz ohne irdische Risiken und Nebenwirkungen.

Die Schattenseiten des Alkohols waren in der Geschichte des Weins stets präsent. Schon Gott selbst, der ansonsten Allmächtige, war skeptisch angesichts der Wirkung des Getränks auf seine Geschöpfe und seufzte, wie der Prophet Hosea berichtet: »Der Opferwein raubt meinem Volk den Verstand.« (Hosea 4,11)

So versuchten schon die christlichen Kirchenväter, das Personal zu maßvollem Genuss zu motivieren und Priester, Mönche und Nonnen zu bestrafen, die es mit dem Kultgetränk übertrieben hatten. Mittelalterliche Bußhandbücher verlangten deshalb strenge Strafen für Mitglieder des Klerus, die sich in der Öffentlichkeit betrunken hatten.

Der französische Bischof Gregor von Tours (538–594) berichtete etwa von einem bretonischen Einsiedler namens Winnoch, der so betrunken wurde, dass er sich einbildete, er sei von Teufeln besessen. Und von einem Mann namens Cautinus, immerhin ein Bischof, der »so völlig mit Wein verwirrt wurde, dass es vier Männer brauchte, um ihn vom Tisch zu tragen«.

Die Kritik richtete sich damals indessen stets gegen Übermaß und Ausschweifung. Der Wein als solcher genoss dabei wegen seiner kultischen und gesundheitlichen Bedeutung immer noch seinen Sonderstatus. Sogar die puritanischen *Pilgrim Fathers* hatten auf ihren Schiffen, mit denen sie im 17. Jahrhundert den Atlantik überquerten, fässerweise Wein dabei. Und selbst die sogenannten Temperenzler (von lateinisch *temperantia*, die Mäßigung), die im 19. Jahrhundert die Anti-Alkohol-Bewegung aus christlicher Motivation angeführt hatten, bekämpften vor allem Whisky, Rum und Schnaps und hatten anfangs den Wein noch ausgenommen. Manche der eifrigsten Vertreter der Bewegung waren sogar zugleich Ärzte und Winzer, etwa Dr. Henry Lindeman und Dr. Christopher Penfold, deren Namen heute noch die Etiketten australischer Weine zieren (Penfolds, Lindeman's).

Doch bald richtete sich der Furor der Aktivisten gegen jedweden Alkohol, Wein inklusive. Denn der hatte seine Alleinstellung als Gesundheitselixier eingebüßt. Mit dem Siegeszug der industriellen Produktionsweise gerieten die segensreichen medizinischen Wirkungen des Weins nach und nach in Vergessenheit, und Pillen aus den Fabriken der Pharmakonzerne übernahmen

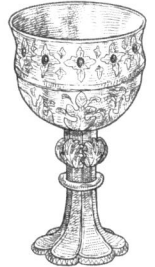

seine heilsame Funktion – passend zum Vor-
marsch des Kapitalismus, dem neuen Zeitalter,
in dem das Gebot der Nüchternheit an Bedeutung gewonnen hatte.

Klare Sinne wurden im Erwerbsleben nicht
nur für Geistesarbeiter, für Intellektuelle, In-
genieure und Kaufleute existenznotwendig, sondern zunehmend
auch für die Werktätigen, die Arbeiter und Maschinenführer in
den Fabriken, für Baggerführer, Kranfahrer, Bauhandwerker.

Der Alkohol geriet in Verruf. Auch gesundheitlich. Und schließlich wurde sogar sein Status im christlichen Kernbereich des Kults,
der heiligen Messe, infrage gestellt. Es begann damit, dass schon
früh einige amerikanische Kirchen vom Wein abgerückt und zum
Traubensaft gewechselt waren, eigentlich eine bibelwidrige Praxis,
die sich aber im 21. Jahrhundert noch weiter verbreitet hat, auch
in Europa, wo vielerorts protestantische Pastor*innen statt Wein
nun Saft reichen. Mehr noch: Manche kritisieren sogar den Kultgründer Jesus Christus höchstselbst, weil der gleich sein erstes
Wunder dem Wein gewidmet hatte, ja schlimmer noch, wie seine
Kritiker monieren, sogar dessen Vermehrung – damals, zu Kana-
an (oder Kana), bei jener Hochzeit, bei der es »an Wein gebrach«,
wie der Evangelist Johannes berichtet, und Jesus nach kurzem
Zögern 500 Liter Wasser in besten Wein verwandelte, was damals
bei den Menschen eigentlich gut angekommen sei: »Das ist das
erste Zeichen, das Jesus tat, geschehen zu Kana in Galiläa, und
offenbarte seine Herrlichkeit. Und seine Jünger glaubten an ihn.«
(Johannes 2,11)

Doch obschon es sich ja eigentlich nicht gehört, den eigenen
Kultgründer nachträglich zu tadeln, kommt aus protestantischen
Kreisen ebenso späte wie harsche Kritik an Jesu Wundertätigkeit:
So eine Weinvermehrung sei »keinesfalls notwendig« und »viel-
leicht sogar bedenklich«, jedenfalls habe es »mit evangelischem

Ethos nichts zu tun«, monierte streng ein Heidelberger Professor der Theologie namens Martin Dibelius.

Und auch die Säkularisten in den Medien reihen sich im 21. Jahrhundert ein in den Kampf gegen den Dämon Alkohol, gleichfalls mit puritanischer Strenge:

»Jedes zusätzliche Glas Wein am Tag wird Ihr Leben um 30 Minuten verkürzen«, so raunte düster etwa der britische *Guardian*. Das deutsche Wochenblatt *Die Zeit* verstieg sich gar zu der Prophezeiung: »Jeder Tropfen Alkohol schadet.« Und *Die Welt* verkündete: »Jeder Tag ohne Alkohol ist ein guter Tag.«

Die *Süddeutsche Zeitung* (»Auch ein Glas Wein am Tag kann schädlich sein.«) pries sogar die US-amerikanischen Eiferer wider den Alkohol aus dem letzten Jahrhundert und behauptete: Die »Prohibition hatte positive Auswirkungen auf die Gesundheit der Bevölkerung«. Im besten Stammtisch-Sound diagnostizierte das Blatt aus der bayerischen Biermetropole München: »Immerhin saufen die Deutschen nicht mehr so viel wie zu ihren schlimmsten Zeiten.« Um dann dennoch zu beklagen: »Alkohol verursacht unendliches Leid.« Also her mit der Prohibitionspolizei: »Es ist unbegreiflich, dass er noch immer nahezu unreguliert in nahezu alle Lebensbereiche sickern kann. Da muss jetzt mal dringend ein Korken drauf.«

So will die Zeitung jetzt nach dem Feldzug gegen das Nikotin einen neuen Krieg ausrufen, es sei »Zeit für die nächste Entgiftung. Nun muss der Alkoholpegel runter«. Die Forderungen haben die Aktivisten vom Münchner Abstinenzlerblatt schon parat, die Texte für die Transparente auf der ersten Anti-Wein-Demo müssen nur noch gemalt werden: Höhere Steuern! Höheres Einstiegsalter! Verkauf nur noch in speziellen Shops! Und sie finden: »Wer als Quelle nicht Thekengespräche nutzt, sondern die wissenschaftliche Literatur zurate zieht, kann gar nicht umhin, Alkoholgesetze zu fordern.«

Die J-Kurve:
Mäßiger Alkoholkonsum ist gesünder als Abstinenz.
Den günstigsten Verlauf nimmt die Kurve beim Wein

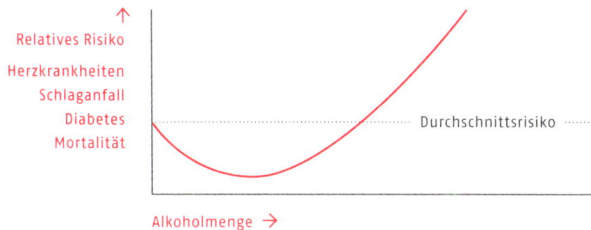

Das wäre vielleicht gar nicht so schlecht. Es ist schließlich ein wichtiges Thema. Und gerade beim Wein gibt es in der Forschung tatsächlich viele neue Erkenntnisse hinsichtlich seiner gesundheitsfördernden Wirkung. Diese legen zwingend nahe, den Genuss nicht zu verbieten, sondern im Gegenteil zu fördern. Denn der populistische Furor der Neoprohibitionisten ist wissenschaftlich völlig unbegründet. Die Mediziner selbst wissen es längst besser, ihre Datensätze zeigen es immer deutlicher: Wer keinen Wein trinkt, lebt gefährlich. Wenn die Medien sich also zum Sprachrohr der Abstinenz-Ideologen machen, werden sie damit auch selbst zum Gesundheitsrisiko.

Zu viel Alkohol ist zwar unbestritten schädlich – gar keiner aber ebenso. In der Gesundheitsforschung wird dies als J-Kurve bezeichnet. Es ist ein Bild, das sich in den Grafiken zu den wissenschaftlichen Studien zeigt. Mit steigendem Alkoholkonsum gehen die Krankheitsraten nach oben, die Sterblichkeit steigt. Das ist die eine Seite der J-Kurve, wo der Bogen nach oben zieht. Beim J allerdings – wie auch beim U, das in manchen Studien verwendet wird – geht der Bogen auf der anderen Seite ebenfalls nach oben. Wenn der Alkoholkonsum bei null liegt, geht es steil aufwärts bei den Krankheitsraten, sogar höhere Sterblichkeit droht den Abstinenzlern, den Alkoholverächtern, vor allem jenen, die keinen Wein trinken.

Es gibt allerdings auch wissenschaftliche Studien, bei denen keine J-Kurve herauskommt. So etwa jene Studie, mit der die Aktivisten in den Medien argumentieren, wenn sie die üblen Folgen jedweden Alkoholkonsums an die Wand malen, 2018 im britischen Medizinerjournal *The Lancet* erschienen, mit 599 912 Versuchspersonen – darunter genau null Abstinenzlern. Kein Wunder also, dass da die Gefahren der Enthaltsamkeit nicht auftauchten, sondern vor allem die zunehmenden Übel bei steigendem Konsum. Dabei bestätigte trotz solcher Manipulationen auch diese Studie die privilegierte Situation der Weintrinker, die auch hier weniger Krankheiten hatten und länger lebten als die Freunde von Bier und Spirituosen.

Wer jetzt also fordert, den Alkoholkonsum pauschal zu reduzieren, schließt damit ein wichtiges Mittel zur Vorbeugung aus – und fordert eine Politik, die global Millionen von Menschen gefährden kann. Denn natürlich steigt durch mangelnden Weingenuss das Risiko für körperliche Beschwerden, Herzkrankheiten und vieles mehr.

Wenn jetzt alle, die ordnungsgemäß Vorsorge treiben und ihre tägliche Weindosis zu sich nehmen, damit aufhören würden, nicht mehr zum Weinhändler gingen, sich die Besuche beim Winzer verkniffen, keine lustigen Verkostungen mehr machten im Urlaub oder mit Freunden, dann würde das ihre Gesundheit gefährden – und auch die Gesellschaft teuer zu stehen kommen. Mehr Kranke durch unzureichenden Weingenuss, das bedeutet natürlich auch: höhere Ausgaben für die Solidargemeinschaft, für die Versicherten, für die Steuerzahler.

Wein spart Krankheitskosten – und ist nicht nur die angenehmste und heiterste, sondern auch mit die günstigste Art der Vorbeugung. So können sich Weintrinker die Milliarden für vorbeugende Herzmedikamente sparen: Syrah, Merlot, Chianti und Barbera sind zur Vorbeugung genauso gut wie die einschlägigen

Der Ernährungsforscher Serge Renaud
verwies auf die Bedeutung des Weinkonsums
im Rahmen einer gesunden Lebensführung

Mittel, die sogenannten Cholesterinsenker, zum Teil sogar besser.

Viele Mediziner und Ernährungswissenschaftler plädieren daher für maßvollen Weingenuss – und praktizieren ihn auch selbst. »Maßvolles Trinken«, also die »mediterrane Art des Trinkens«, wie das der italienische Professor Attilio Giacosa, wissenschaftlicher Direktor des Poliklinikums in Monza bei Mailand, nennt, »verlängert das Leben.« Kein Wunder, dass sich sogar viele Altersforscher, die nach der Pille für das lange Leben 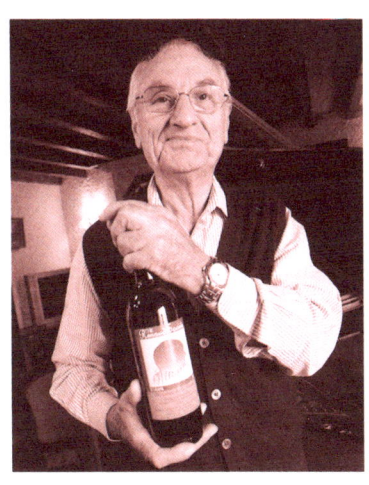 fahnden, sich privat lieber nicht auf pharmazeutische Innovationen verlassen, sondern aufs evolutionär Bewährte – den Wein (siehe Hans-Ulrich Grimm: *Echtes Essen*). Und zwar völlig zu Recht. Das bestätigte Anfang 2020 sogar die berühmte Universität Harvard in Boston im US-Bundesstaat Massachusetts, sozusagen die weltweit höchste Instanz, wenn es um Fragen von Ernährung und Gesundheit geht.

Die Forscher der Eliteuniversität hatten untersucht, was erforderlich ist, damit wir möglichst lange und vor allem auch gesund leben. Sie hatten verschiedene Elemente bewertet und ihre Effekte auf die Lebenszeit: gesunde Ernährung zum Beispiel, viel Bewegung, nicht rauchen. Das Ergebnis: Alles schön und gut, auch lebensverlängernd, aber eben nicht ganz optimal. Am längsten und gesündesten leben jene, die nicht nur gut essen, Sport treiben und aufs Gewicht achten. Es muss noch etwas dazukommen: der Wein, in Maßen genossen. Und bei Frauen war das überraschenderweise sogar noch viel wichtiger: Ihnen bringt der Wein noch mehr gesunde Lebenszeit als den Männern.

Allerbestes Anschauungsmaterial hatte diesbezüglich der legendäre französische Ernährungsforscher Professor Serge Renaud (1927–2012), der als Pionier der Prävention durch Picheln – Pardon, durch maßvollen Weingenuss – gilt. Aufgewachsen war er in der Region um Bordeaux, jenem Paradies für Weinfreunde im Südwesten Frankreichs nahe dem Atlantik, wo die berühmtesten *Châteaux* (und die teuersten Weine) dieser Welt zu finden sind und auch sein Großvater ein Weingut besaß. Einem Journalisten der Lokalzeitung *Sud Ouest* sagte er einmal: »Ich erinnere mich, dass in meiner Jugendzeit mein Vater einem kranken Elternteil Wein ans Bett brachte. Ich stellte mir vor, es sei ein Volksheilmittel. Jetzt weiß ich, dass er recht hatte.«

Renaud war in den 1970er-Jahren Direktor der in Lyon ansässigen Forschungseinheit für Ernährung und Kardiologie am INSERM, dem nationalen Institut für Gesundheit und medizinische Forschung in Frankreich. Weltweit bekannt wurde er im Jahr 1991 durch die CBS-Nachrichtensendung *60 Minutes*, in der er erklärte, warum in Frankreich die Raten von Herz-Kreislauf-Erkrankungen niedriger seien als in Amerika: natürlich dank maßvollen, regelmäßigen Weingenusses. Damit löste er nicht nur einen Boom bei den Weinverkäufen in den USA aus, sondern auch eine neue Forschungswelle zu den gesundheitlichen Vorteilen von alkoholischen Getränken, die bis heute anhält.

Mittlerweile sind die Effekte detailliert zu erklären – zum Beispiel durch die pharmazeutisch wirksamen Stoffe im Wein, die zum Teil exakt jenen entsprechen, die auch in Arzneien aus der Apotheke wirken, etwa gegen Bluthochdruck. Kein Wunder, dass Rotweinfreunde nach Renauds Erkenntnissen da ein um bis zu 72 Prozent verringertes Risiko haben.

Oder Alzheimer: Da gibt es in der Apotheke immer noch kein wirksames Medikament. Im Weinkeller aber schon. Damit kann das Risiko für Alzheimer gesenkt werden – und zwar um

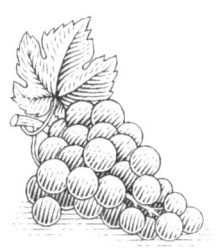

stolze 80 Prozent. Der Wein stärkt die Abwehrkräfte – und kann sogar bei Corona-
Infizierten die Auswirkungen der Erkran-
kung abmildern, dank eines nahezu universell einsetzbaren Inhaltsstoffes, der bei
Forschern und Pharmafirmen zunehmend
Interesse weckt.

Die zentrale Frage ist natürlich: Wie viel Wein ist nötig für unsere Gesundheit, und wann fängt es an, zu viel zu werden? Grundsätzlich gilt die Regel: ein Glas am Tag für Frauen, zwei für Männer.

Das ist auch die offizielle Empfehlung vieler medizinischer Vereinigungen. Allerdings haben manche Forschergruppen die besten gesundheitlichen Effekte bei höherer Dosis festgestellt. Und
selbst relativ viel Wein kann immer noch besser sein als gar keiner, bis zu 60 Gramm am Tag, also fast eine 0,75-Liter-Flasche,
wie bei einer imposanten Studie unter Leitung von Cristian Ricci
von der Weltgesundheitsorganisation (WHO) in Genf herauskam.

Demnach wären also Weingenießer, die es mit den offiziellen
Empfehlungen nicht so genau nehmen, gegenüber den Wenig-
trinkern im Vorteil. Kritiker meinen deshalb, dass all jene, die
sich an diese gängigen medizinischen Richtlinien halten, Gefahr
laufen, zu wenig zu trinken, und sich so einem vermeidbaren Gesundheitsrisiko aussetzen.

Und es gibt auch zahlreiche andere Bereiche, in denen der –
möglichst regelmäßige – Weingenuss sich segensreich auf Körper
und Geist auswirkt. Sogar gegen Falten soll der Wein helfen, und
gut für die Figur ist er obendrein. Alles wissenschaftlich nachgewiesen.

Dabei wirkt der Wein keine Wunder, aber er erhöht das Wohlbefinden, stärkt den Körper und hilft ihm, sich selbst zu schützen –
auf wunderbare Weise.

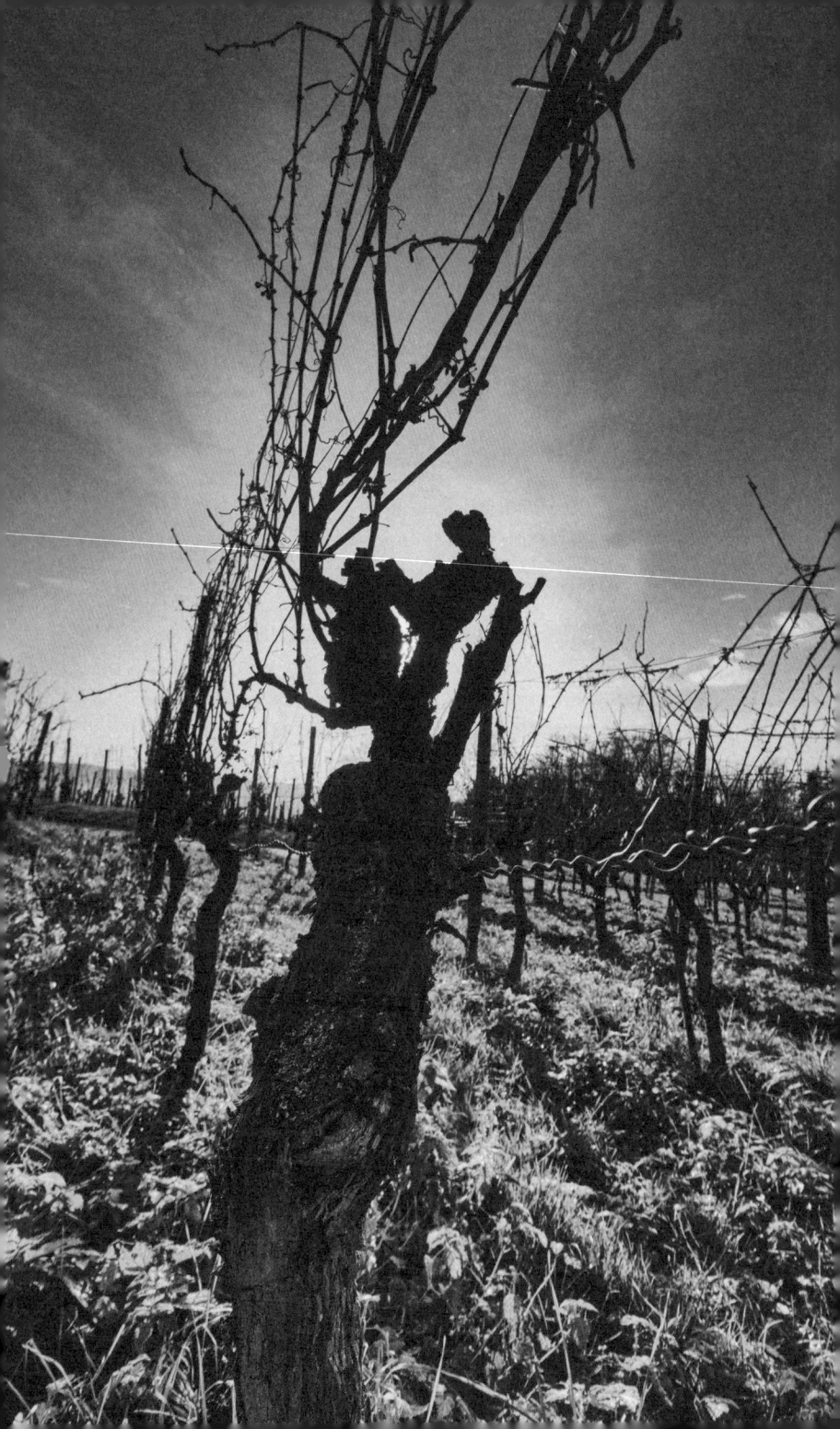

Länger leben

Wunderbar: Der Wein macht stark

/ Warum leben die Menschen in Weinregionen länger als anderswo? /
Wirkungsspektrum: Erkältung, Herzleiden und sogar Krebs? /
Chardonnay und Barolo besser als Pils oder Wodka / Weintrinker haben
mehr Hirn

Heute hat der Winzer seinen alten weißen Kombi mit Kindern voll-
geladen. Es ist kurz vor Weihnachten. In der Früh war es noch trüb,
gegen Mittag kam dann die Sonne heraus. Wir fahren ganz nach
oben, und natürlich ahnen die Siebtklässler noch nicht, dass ihre
Aktion heute dazu dient, den Wein gesünder zu machen. Sie zün-
den das Feuer an aus dem alten Rebholz. Ihnen geht es nur um
die Chips, die sie nachher aus den Kartoffeln machen. Zwischen
den Reben graben sie sie aus – was nebenbei den Boden auflockert
und Platz macht für den Trester, die ausgepressten Traubenreste,
die schon in den orangeroten Boxen warten. Ich schnappe mir ei-
ne Box und kippe sie aus; es riecht nach Weinkeller, die ausgepress-
ten Schalen, die Kerne, Stängel – alles tiefrot, fast violett. Eigentlich
könnte man daraus Grappa machen, doch hier ist es der natürliche
Dünger. Dem Weinberg geben wir etwas zurück von der Energie,
die wir ihm genommen haben, sagt der Winzer. Jedenfalls den jun-
gen Reben; die älteren kriegen als Dünger nur die Äste, die wir im
Januar abschneiden werden und auf den Boden werfen. All das soll
die Nährstoffe konzentrieren, den Geschmack verbessern. Es soll
auch der Gesundheit dienen wie die braunen Flecken auf den Blät-
tern – Zeichen einer Krankheit, die der Winzer bewusst toleriert.
Die Pflanze soll lernen, sich zu wehren wie die Kinder; denen solle
man ja auch nicht aus jeder Patsche helfen.

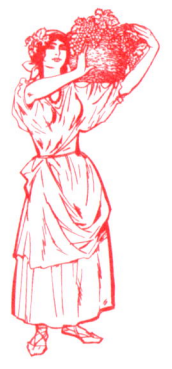

Der Wein macht stark. Das ist sein Gesundheitsgeheimnis. Gesundheit beginnt bekanntlich im Kopf, und da wirkt der Wein spürbar und schnell. Er verbessert die Laune, hebt die Stimmung und ermöglicht einen neuen Blick auf die Widrigkeiten dieser Welt. Der Wein rückt die Dinge in ein neues, milderes Licht, sorgt für Erheiterung – nicht nur kurzfristig, beim Essen oder in der Vinothek. Er stärkt auch langfristig die Psyche und selbst die Geisteskräfte. Wein ist buchstäblich Futter für die grauen Zellen; er kann das Gehirnvolumen vergrößern und unter anderem so auch vor Alzheimer schützen.

Wein wirkt vielseitig, auch dort, wo es (noch) keine Medikamente gibt. Und er hilft oft sogar mehr als eine Arznei, namentlich bei der Vorbeugung, weil er nicht auf einen singulären Störfaktor zielt, sondern systemisch auf den ganzen Organismus wirkt, und zwar auf eine denkbar umfassende Weise: Er aktiviert dessen Abwehrtruppen.

So nimmt der Wein unter den alkoholischen Getränken eine Sonderposition ein, er wirkt anders als Bier oder Whisky, Wodka, Jägermeister. Natürlich enthält auch er Alkohol, und natürlich zeigt der seine Wirkung, positiv wie negativ – weshalb die Dosisfrage so bedeutsam ist.

Doch der Wein enthält darüber hinaus viele andere, nichtalkoholische Substanzen, darunter jene, die mit den braunen Flecken auf den Reben zu tun hat und mit deren Hilfe der Körper motiviert werden kann, die eigenen Kräfte zusammenzuziehen und gegen Angreifer in Stellung zu bringen, mit unglaublichen Erfolgen. Er hilft gegen viele der klassischen Krankheitserreger, die Infektionen auslösen, welche mittlerweile wieder die ganze Welt in Angst und Schrecken versetzen.

Er wirkt gegen Viren, auch gegen Bakterien, selbst gegen gefürchtete Seuchenerreger und andere Krankheitsauslöser, wie sogar eine US-amerikanische Regierungsstudie bestätigt hat – nicht aus dem Pentagon, das sich natürlich auch mit Bio-Bedrohungen beschäftigt, sondern aus dem Agrarministerium, das die Abwehrpotenziale genau untersucht hat, die im Wein stecken.

Und tatsächlich wirkt der Wein demnach auch dort, wo es sonst keinerlei Medikamente gibt, wie etwa den Viren, die Schnupfen auslösen, den sogenannten Rhinoviren. Er geht gegen Rotaviren vor, die Magen-Darm-Krankheiten verursachen, und gegen Hepatitisviren, die die Leber angreifen; er bekämpft Cytomegaloviren, die zur Herpesfamilie gehören, und schließlich die Noroviren, die zu einer Vielzahl von Krankheiten führen können von Bronchitis bis Gastroenteritis.

Es ist eine lange und beeindruckende Liste. Sie bestätigt auch Beobachtungen, die Mediziner seit Langem gemacht hatten, bei den großen Choleraepidemien zum Beispiel, als Weintrinker häufig verschont blieben, weil ihr Lieblingsgetränk tatsächlich antibakteriell wirkt, sogar gegen den Seuchenerreger *Vibrio cholerae* und viele andere Mikroben, *Helicobacter pylori* zum Beispiel, der als Krebsauslöser im Verdacht steht, und viele Auslöser*innen von Lebensmittelvergiftungen wie *Campylobacter, E.coli, Listeria* und auch *Salmonella* – Krankheiten, die harmlos klingen, aber jedes Jahr Hunderte von Millionen Menschen treffen und Hunderttausende Todesopfer fordern.

Und der Wein kann nicht nur davor schützen, sondern sogar vor Erkrankungen durch den Hefepilz *Candida albicans*; er wirkt gegen Gifte, die von Mikroorganismen erzeugt werden, wie Ochratoxin A oder das Shiga-Toxin und sogar üble Parasiten wie *Trichomonas vaginalis*, der es im Jahr 2016 zum Ehrentitel »Einzeller des Jahres« gebracht hat, auf sexuellem Weg übertragen wird – und vom Wein offenbar gestoppt werden kann.

Doch der Wein imprägniert nicht nur gegen solche klassischen und immer noch unglaublich machtvollen Krankheitserreger, wie spätestens seit dieser Studie der obersten wissenschaftlichen Forschungseinrichtung des amerikanischen Agrarministeriums (US Department of Agriculture, kurz USDA) als gesichert gelten kann und sozusagen amtlich beglaubigt ist – erstellt vom Agrarforscher der US-Regierung Mendel Friedman, für jeden nachlesbar im *Journal of Agricultural and Food Chemistry* (Titel: *Antibacterial, Antiviral, and Antifungal Properties of Wines and Winery Byproducts in Relation to Their Flavonoid Content*).

Dass der Wein auch Abwehrkräfte gegen moderne Menschheitsgeißeln mobilisiert, die sogenannten Zivilisationskrankheiten – von den Gesundheitswächtern dieser Welt »nicht übertragbare Krankheiten« genannt –, das haben Medizinforscher auch schon seit Längerem festgestellt, doch stießen sie damit ihrerseits erst mal auf Abwehr, denn die überlieferten Wirkkräfte des Weins waren weithin in Vergessenheit geraten. In der Medizin dominierte die Furcht vor dem Dämon Alkohol. Doch dazu wollten die neuen Beobachtungen so gar nicht passen, bei denen es um das Herz ging und die Weintrinker hier einige Auffälligkeiten zeigten – positive, überraschenderweise.

Ausgerechnet das Herz. Der Kernbereich der menschlichen Existenz – natürlich auch ein prominentes Aktionsfeld der Medizin, im Fokus der wissenschaftlichen Forschung; und das hier war sogar die berühmteste Langzeituntersuchung der Welt, die als Maß aller Dinge in der globalen Herzforschergemeinde gilt, mit höchsten wissenschaftlichen Standards, nüchterner Statistik und Methoden, die über jeden Zweifel erhaben sind. Über 1000 wissenschaftliche Veröffentlichungen hat es auf Basis ihrer Daten bereits gegeben, mittlerweile nimmt schon die dritte Generation der Versuchspersonen teil: Die *Framingham Heart Study*, benannt nach dem 70 000-Einwohner-Ort Framingham bei Boston, läuft seit

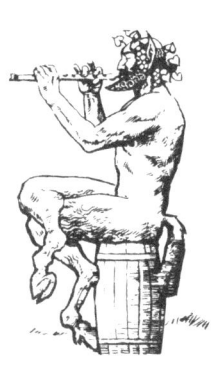

1948 und wird getragen von den Nationalen Gesundheitsinstituten der Vereinigten
Staaten von Amerika (National Institutes
of Health, kurz NIH).

Und da stellte sich nun heraus, dass die
Herzen der Versuchsteilnehmer, die regelmäßig Wein tranken, in einem besseren Zustand waren. Ein ganz eindeutiger Befund.

Doch harte Daten und Fakten sind das eine. Etwas anderes ist
die herrschende Meinung, die immer die der Herrschenden ist,
wie schon der Weingutserbe und Bordeaux-Freund Karl Marx gesagt hatte; und da standen eben damals in Amerika, dem Land
der Prohibition, die Verwüstungen durch den Teufel Alkohol im
Vordergrund und nicht die segensreichen Wirkungen des Göttertranks Wein. »Die amerikanische Psyche war noch nicht so weit«,
wirbt der amerikanische Anti-Aging-Arzt Richard Baxter, der
selbst zu Wein und Gesundheit geforscht und publiziert hat, um
Verständnis.

Es war das Jahr 1972. Damals waren diese Erkenntnisse schlicht
»unerwünscht«, erinnert sich Professor Carl Seltzer von der Universität Harvard, der die Daten analysiert und den Bericht vorbe-
reitet hatte. Als er damals seine staatlichen Auftraggeber über das
Ergebnis informierte, reagierten diese schroff und verboten ihm
ausdrücklich, in der Studie darüber zu berichten, so die *New York
Times* in einem Artikel 30 Jahre nach dem Vorfall. Die Beamten
der *National Institutes for Health* hätten ihm schriftlich mitge-
teilt, dass »ein Artikel, der offen zur Förderung des Trinkens zur
Vorbeugung gegen koronare Herzkrankheiten auffordert, angesichts des großen Gesundheitsproblems des Alkoholismus, das
im Land besteht, wissenschaftlich irreführend und sozial unerwünscht wäre«. Seine Chefs bestanden sogar mit Nachdruck auf
einem Text, der die Fakten genau ins Gegenteil verkehrt, und

»keinen signifikanten Zusammenhang« zwischen Alkoholkonsum und den untersuchten Herzkrankheiten feststellt, und legten ihm nahe, den Befundbericht ein bisschen zu frisieren.

Doch die Wirklichkeit setzt sich erfahrungsgemäß immer durch, früher oder später – auch gegen die herrschenden Wissenschaftler. Und so hat es auch hier zwar ein paar Jahre gedauert, doch mittlerweile ist in der Fachwelt weltweit anerkannt, dass Wein das Herz schützt, etwa gegen Infarkte – oft sogar besser als die einschlägigen Medikamente, die sogenannten Cholesterinsenker (Statine), die Multimilliarden-Blockbuster der Pharmaindustrie. Deren Erfolgsquote liegt bei 50 Prozent: Wenn 100 Menschen nichts tun, also nichts zur Vorbeugung, kriegen zwei von ihnen einen Herzinfarkt. Wenn aber 100 Menschen diese Mittel nehmen, kriegt einer einen Herzinfarkt, also 50 Prozent weniger, was nach viel klingt, aber eigentlich kein wirklich großer Erfolg ist.

Und vor allem: Das schafft der Wein auch – und sogar noch mehr: Neuere Untersuchungen kommen auf bis zu 60 Prozent Risikoreduktion für das Herz durch Weinkonsum. Eigentlich sollte der Wein also erste Wahl sein, wenn's ums Herz geht.

Mittlerweile plädieren sogar die offiziellen Medizinervereinigungen für den schützenden Schluck. »Leichter und maßvoller Alkoholkonsum« könne eine »schützende Wirkung« auf das Herz haben, schreibt etwa das Zentralorgan der US-amerikanischen Kardiologenvereinigung, das *Journal of the American College of Cardiology*. Denn neuere Daten haben ein bisher weithin unbeachtetes Herzrisiko zutage gefördert: Abstinenz. Alkoholverweigerung. Wer gar keine alkoholischen Getränke zu sich nimmt, hat ein höheres Risiko für das Herz und sogar für einen frühen Tod.

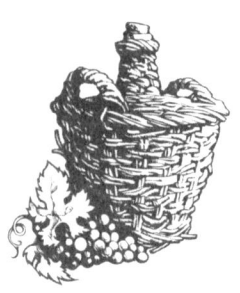

Also: Kein Alkohol ist auch keine Lösung.

Aber welcher »Alkohol« soll es sein? Viele Untersuchungen differenzieren nicht zwischen dem Wein und Bier, Korn, Grappa, Cognac, Likör, Champagner, Prosecco, was eigentlich nicht sachgemäß ist und auch nicht seriös, in einer Studie über »Alkohol« völlig unterschiedliche Getränke zusammenzufassen, die ganz unterschiedlich schmecken, auch ganz unterschiedliche Substanzen enthalten, sogar unterschiedlich viel Alkohol – und deshalb, logisch, auch unterschiedlich auf den Körper wirken müssen.

Tatsächlich ist es auch gar nicht der »Alkohol«, der das Herz schützt, wie sich bei näherer Betrachtung herausstellt, sondern es ist eine ganz spezielle Form, wie britische Wissenschaftler schon 1979 in der Fachzeitschrift *The Lancet* schrieben: die herzschützenden Vorzüge des »Alkohols« seien in Wahrheit »nachweislich« und »vollständig auf den Weinkonsum zurückzuführen«.

Das war auch das Fazit einer im Oktober 2020 veröffentlichten Untersuchung der berühmten Johns-Hopkins-Universität und anderer US-amerikanischer Forschungsstätten: »Mäßiger Weinkonsum ist mit einer besseren Herzgesundheit verbunden« als Abstinenz. Bei Bier und Schnaps gab es diesen Zusammenhang offenbar nicht.

Dass »Wein einen größeren schützenden Effekt« auf das Herz hat, ist auch daran zu erkennen, dass Menschen in Weingegenden länger leben und seltener an Herzkrankheiten sterben, wie Professor Renaud aus Bordeaux mit seiner Forschungsgruppe herausgefunden hatte, durch Vergleiche zwischen dem weinfreundlichen südfranzösischen Toulouse, dem eher nüchtern-abstinenten Stanford in Kalifornien und den Bier oder Whisky zugeneigten Gemeinden wie dem schottischen Glasgow sowie dem nordirischen Belfast.

Wenn die unterschiedlichen alkoholischen Getränke differenziert betrachtet werden, zeigen sich so weitreichende Unterschiede, dass es verwunderlich erscheint, wie sie ausgerechnet von Wissenschaftlern (und auch Medienleuten) überhaupt alle in einen Topf geschüttet werden können – Deckel drauf, und das Schild »Alkohol«, als Warnhinweis gedacht.

Eine pauschale Verteufelung – dabei wäre Differenzierung angebracht, denn wie sich jetzt in immer mehr gesundheitlichen Bereichen zeigt, nimmt der Wein eine Sonderrolle ein. Er liegt gesundheitsmäßig in der Regel immer an der Spitze. Offenbar geht es also gar nicht um den Alkohol, sondern es sind ganz andere Verbindungen im Wein für die schützende Wirkung verantwortlich.

Der Wein wirkt auch, wenn sonst gar nichts hilft – bei der »gemeinen Erkältung« zum Beispiel *(common cold)*, also dem ganz normalen Schnupfen mit Rotzeln, Husten, Heiserkeit, einer eigentlich harmlosen Gesundheitsstörung, die aber den Ärzten in saisonalen Wellen zuverlässig die Patienten ins Wartezimmer spült und dadurch zu einer enormen Belastung wird für das Sozialsystem und aufgrund der massiven Fehlzeiten auch für die Wirtschaft.

Das einzig wirksame Medikament scheint der Wein zu sein. Er sei »ein starkes Mittel gegen Erkältungen«, sagte Bahi Takkouche, Professor für Epidemiologie an der Universität von Santiago de Compostela in Spanien: Auch in seiner Untersuchung mit 4272 Testpersonen waren wieder einmal Abstinenzler die größte Risikogruppe. Am besten dran waren auch hier die Rotweinfreunde, bei anderen alkoholhaltigen Getränken war kein Anti-Schnupfen-Effekt nachzuweisen, sagte Takkouche: »Die einzige Schutzwirkung gab es bei Weintrinkern.«

Manchmal gibt es auch gegenläufige Effekte bei den unterschiedlichen alkoholischen Getränken: Wein erweist sich als gesundheitsförderlich, Bier und Schnaps hingegen sind offenbar schädlich. So scheint das zum Beispiel bei einer bestimmten Art von Krebs zu sein, der Mund, Kehlkopf und Speiseröhre befällt, ähnlich ist es beim Prostatakrebs.

Weinlese von Hand:
Sorgfältig werden die Trauben geerntet
und sogleich auf Qualität geprüft

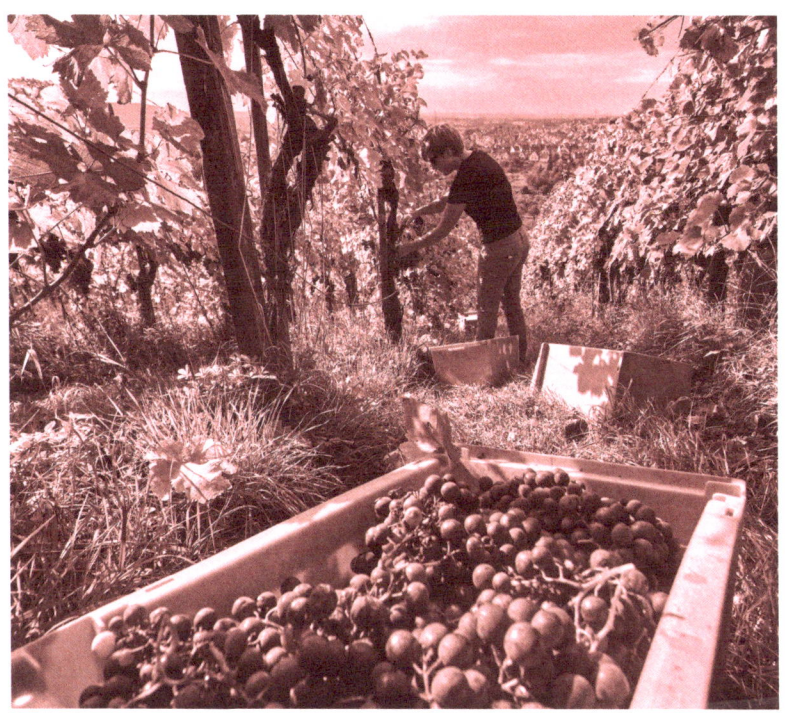

Es ist natürlich auch eine Frage der Menge. So sinkt nach der berühmten Nancy-Studie von Professor Renaud die Krebssterblichkeit bei bis zu 0,32 Liter Wein am Tag um 22 Prozent, ab 0,55 Liter am Tag steigt sie an.

Der Wein spielt offenbar in einer anderen Liga, oder besser: Er spielt ein ganz anderes Spiel. Während andere Formen von »Alkohol« den Organismus schwächen, stärkt ihn der Wein. Er greift in ganz zentrale Schaltkreise ein, kann den Körper somit stärken und seine Abwehrkräfte motivieren. Und er kann sogar schädliche Einflüsse, die der Alkohol eigentlich hat, auf scheinbar wundersame Weise ausgleichen, beispielsweise bei den weißen Blutkörperchen, den sogenannten Leukozyten, also ganz zentralen Figuren in der Abwehrkette des Körpers.

So hilft der Wein gegen ein überraschend breites Spektrum an Gesundheitsstörungen. Die Medizin kennt kein vergleichbar vielseitiges Mittel, das den Menschen eine solche Vielzahl an Krankheiten vom Leib hält und das auch noch auf so angenehme, leichte Weise – durch ein wohlschmeckendes Getränk, das die Stimmung hebt, die Laune verbessert und ganz nebenbei und unauffällig im Körperinneren wirkt, die Abwehr in eine angemessene Habtachtposition bringt, die Truppen alarmiert, die Bodyguards zugleich aber von allzu aggressiven Auftritten abhält, die die eigene Sicherheit gefährden könnten. Es ist auch sehr angenehm, dieses Mittel auf medizinischen Rat hin regelmäßig einzunehmen – am besten täglich, dann steigt die Laune eben täglich, und das Mittel wirkt umso gründlicher, hält das eigene Körpermaterial in Schuss, lässt Putztrupps ausschwärmen, die Schmutzpartikel und Rückstände wegschaffen und sogar Oberflächen polieren, beispielsweise in den Versorgungsleitungen, den Adern, und es aktiviert im Bedarfsfall Reparaturtrupps, um allfällige Zeichen des Verfalls zu beseitigen.

Kein Wunder, dass der Wein als unverzichtbar gilt, wenn es ums Anti-Aging geht, um ein möglichst langes und gesundes Leben ohne unangenehme Einschränkungen. Bei den Augen kann er sogar dazu beitragen, die Sehkraft zu erhalten, auch die Sehschärfe, die zum Beispiel bei der Altersbedingten Makuladegeneration (AMD) verloren zu gehen droht. Störungen am sogenannten Punkt des schärfsten Sehens im Auge (*Macula lutea*, deutsch: Gelber Fleck) treten bei Weinfreunden glücklicherweise viel seltener auf. Allerdings kann auch hier vermehrter Konsum das Risiko erhöhen. Ähnlich ist es beim grauen Star.

Wein wirkt indessen nicht nur vorbeugend gegen Krankheiten, sondern kann auch bei ihrer Behandlung helfen, zum Beispiel das

Befinden des Patienten verbessern, das Fortschreiten der Erkran-
kung aufhalten und manchmal sogar zur Genesung beitragen oder
wenigstens das Risiko für Folgekrankheiten verringern, und ist
damit geeignet, die Lebenserwartung zu verlängern.

Sogar nach einem Herzinfarkt ist es offenbar besser und gene-
sungsförderlicher, sich regelmäßig ein Gläschen Chianti oder Pri-
mitivo oder Syrah zu gönnen. »Bei Patienten mit nachgewiesener
Herzerkrankung« sei ein »maßvoller Weinkonsum« besser für
den Krankheitsverlauf und führe zu einem längeren Überleben
»im Vergleich zu Nichttrinkern«, so das Fazit von Giacomo Le-
vantesi und seinen Kollegen einer italienischen Forschungsgruppe (*Gruppo Italiano per lo Studio della Sopravvivenza nell'Infarto
Miocardico*). Die Weintrinker unter ihren Studienteilnehmern
lebten länger und besser; sie hatten auch seltener einen neuer-
lichen Infarkt als die Abstinenzler.

Eigentlich müssten die Ärzte den maßvollen Weingenuss also bei solchen Erkrankungen in die Standardtherapie aufnehmen
und hartnäckigen Abstinenzlern unter den Patienten ins Gewissen reden, damit sie von ihren ungesunden Gewohnheiten abrü-
cken und endlich zum Glas greifen.

Wein als Element des Therapieplans? Die Daten sprechen dafür. Auch bei Diabetikern kann »die Einleitung einer maßvollen
Weinaufnahme« dazu beitragen, ihr Herzrisiko »zu verbessern«,
meinte die griechische Epidemiologin Eleni Pavlidou in ihrem
umfangreichen Bericht zum Stand der Forschung über den Wein
als »Erfolg versprechendes Mittel zur Förderung der Langlebigkeit und zur Vorbeugung chronischer Krankheiten« (*Wine: An
Aspiring Agent in Promoting Longevity and Preventing Chronic
Diseases*).

Die »Weinaufnahme« scheint bei vielen Krankheiten geeignet,
den Verlauf zu verbessern und sogar das Leben zu verlängern.
So wirkt Rotwein jedenfalls beim Darmkrebs, namentlich im

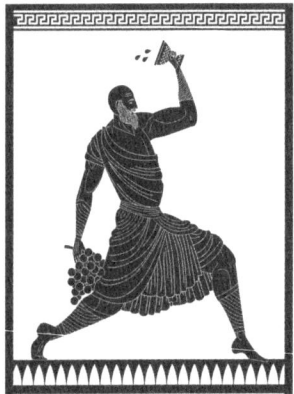

Rahmen einer Mediterranen Ernährung, vor allem, wenn damit schon vor der Diagnose begonnen wird. »Weinabstinenz« hingegen, so formulierte es eine Forschergruppe vom Deutschen Krebsforschungszentrum (DKFZ) in Heidelberg, wirke lebensverkürzend.

Am wichtigsten aber ist der Wein womöglich dort, wo er auf den ersten Blick eher kontraproduktiv wirkt: bei der geistigen Performance. Eigentlich lehrt die Erfahrung ja, dass Alkohol das Denkvermögen eher behindert, die Artikulationsfähigkeit einschränkt, die Sinne trübt – jedenfalls bei einer akut überhöhten Dosis. Und manche Mediziner nähren sogar das Vorurteil, ganz undifferenziert, zum Beispiel im *Deutschen Ärzteblatt*: »Schon moderater Alkoholkonsum schädigt das Gehirn«, titelte das Medizinerorgan, nachdem Wissenschaftler*innen von der Universität Oxford 2017 im *British Medical Journal (BMJ)* Gefahren für die grauen Zellen in einer bestimmten Zone des Gehirns ausgemacht hatten, und das schon in einer Dosis von einem Viertelliter Wein am Tag, bei einem halben Liter Bier am Tag gar drohe »Schrumpfung« in dieser Hirnregion. Doch das war nur eine genussfeindliche Einzelmeinung, und schon ein Jahr später kam, ebenfalls im *British Medical Journal*, eine neue Studie heraus, die auch auf erhöhte Risiken durch Abstinenz hinwies (siehe Anhang).

Vielleicht ist ein bisschen mehr Wein besser als gar keiner? Bei der Frage nach der optimalen Dosis zur Erhaltung der geistigen Gesundheit sind sich die Forscher noch nicht ganz einig. In manchen Studien sind sogar relativ üppige Mengen immer noch besser als Abstinenz.

So waren es, steht zu vermuten, vielleicht auch routinierte Weinfreunde aus der Weinkapitale Bordeaux und Umgebung – 3777 an der Zahl, alle älter als 65 Jahre –, die an einer Studie von Dr. Jean-Marc Orgogozo teilnahmen, einem Kollegen der Wein-Koryphäe Serge Renaud an der Universität von Bordeaux. 60 Prozent von ihnen tranken gern und regelmäßig, 95 Prozent von ihnen bevorzugten Wein, und sie waren damit für ihre geistige Performance ganz gut unterwegs – besser jedenfalls als die Alkoholverächter, die es unerklärlicherweise selbst im Weinparadies um Bordeaux gibt.

Das spektakuläre Ergebnis: Die Weintrinker verringerten ihr Risiko für Alzheimer und Demenz in der Spitze um über 80 Prozent. Das war die erste Überraschung. Und die zweite: Am besten waren in dieser Studiengruppe jene Weinfreunde dran, die täglich bis zu einem halben Liter Wein getrunken hatten.

Studienleiter Orgogozo meinte daraufhin sehr nüchtern, nun gebe es »keine medizinische Begründung« mehr, »Menschen über 65 Jahren davon abzuraten, maßvoll Wein zu trinken«, wo es doch von erkennbarem »Nutzen für ihre Gesundheit sein kann«.

Euphorischer fiel das Urteil des US-amerikanischen Anti-Aging-Mediziners Richard Baxter aus: »Stellen Sie sich vor, wenn ein Medikament auf den Markt käme mit ähnlichen Erfolgsaussichten. Selbst wenn die Prozentzahlen erheblich kleiner wären, es wäre zweifellos ein Blockbuster.«

Ähnlich begeistert reagierte Baxter auf eine Studie der Katholischen Universität von Rom, die sogar bei noch höherer Dosierung des Weins hirnschützende Effekte gemessen hatte. »Unglaublich«, entfuhr es da dem Anti-Aging-Doc. »Sogar Menschen, die bis zu einem Liter Wein am Tag trinken, performen besser als Nichttrinker!«

Der Wein ist also, auch wenn es beim akuten Überkonsum spät am Abend oder in der Nacht nicht so scheint, bei maßvollem, aber regelmäßigem Genuss so etwas wie ein Schutzmittel für die geistige Leistungsfähigkeit. Während der »Alkohol« als Hirnkiller gilt und es in höherer Dosis auch tatsächlich ist, scheint der Wein, angemessen eingesetzt, eine ganz andere, eine hirnfreundliche Wirkung zu haben – ja, er ist offenbar sogar so etwas wie ein Booster für die grauen Zellen. Man kann zwar Weisheit nicht mit Löffeln fressen, aber vielleicht aus Gläsern trinken.

Das legt eine Erkenntnis aus den Vereinigten Staaten von Amerika nahe. Forscher hatten die Gehirne von Menschen aus zwei New Yorker Wohngebieten unter die Lupe genommen, oder genauer gesagt, sie haben sie gescannt – mit modernsten Methoden natürlich, einem 1,5 T Philips *Intera* Scanner, wie sie in ihrem Bericht notierten. Sodann haben sie die Daten gespeichert und ans andere Ende des Landes geschickt, nach Kalifornien, und die Kollegen dort haben dann das Hirnvolumen berechnet, natürlich ebenfalls nach allen Regeln der Kunst, mit einer *Workstation Ultra 5* von Sun Microsystems unter Verwendung eines *Quantium 6.2. Software Package* der gleichen Firma.

Das Ergebnis: Weintrinker haben offenbar mehr Hirn als Alkoholverächter. Tatsächlich hatten die aufwendigen Messungen ergeben, dass der »Weinkonsum« mit einem im Vergleich zu den Abstinenzlern »größeren Hirnvolumen« verbunden war. Das könnte natürlich daran liegen, dass die Klügeren einfach gern Wein trinken und die, nun ja, Kleinhirnigen lieber nichts. Eine internationale Forschungsgruppe unter Leitung der sinoamerikanischen Neurowissenschaftlerin Yian Gu von der New Yorker Columbia University stellte jedoch fest, dass es sogar ein »Dosis-Wirkung-Verhältnis« gab, jedenfalls bei den maßvollen Genießern, was nach Ansicht der Forscher auf eine »schützende Wirkung von Wein für das Gehirn hindeutet«, und sogar der positive Effekt für die grauen Zellen offenbar mit jedem Schluck stieg, wobei der Mechanismus dafür »unbekannt« ist.

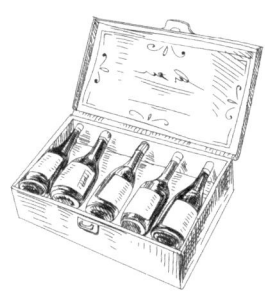

Sicher ist allerdings, dass der Effekt
bei anderen alkoholischen Getränken
nicht auftritt; die Forschergruppe
betont, dass »bei Konsum von Bier
oder Spirituosen kein Zusammenhang mit dem Hirnvolumen nach-
weisbar« war. Und das ist natürlich
eine schlechte Nachricht für Pilsliebhaber und Schnapsdrosseln.
Bei ihnen kann das Denkvermögen sogar mit jedem Drink mehr
beeinträchtigt werden, jedenfalls auf lange Sicht. Das kam bei einer anderen Untersuchung heraus, die sich auf Daten von schwedischen Zwillingspaaren gestützt hatte, aus der berühmten Studie
Swedish Twin Registry. Bei Schnaps und Whisky stieg das Risiko
für Alzheimer, bei maßvollem Weinkonsum hingegen sank es.

Jeder Schluck Wein mehr imprägnierte sozusagen die grauen
Zellen gegen die Gefahr des Verfalls und der Zerstörung – jedenfalls bis zu einer gewissen Grenze; im Übermaß treibt natürlich
auch der Wein das Risiko in die Höhe. Irgendwann kippt das. Irgendwann killt auch der Alkohol im Wein die Hardware im Hirn.
Fragt sich nur, ab wann. Wo liegt die Obergrenze? Was ist noch
gesund? Wie viel Wein verlängert das Leben? Was ist die ideale
Dosis?

Tatsächlich gibt es ja extreme Beispiele wie jenen Spanier namens Antonio Docampo Garcia, der mit 107 Jahren gestorben ist,
bis dahin jeden Tag Wein getrunken hat – und zwar ordentlich.
Manchmal waren es vier Flaschen am Tag, zwei zum Mittag- und
zwei zum Abendessen. »Wenn wir beide daheim waren, konnten
wir schon mal 200 Liter Wein im Monat trinken«, sagte sein Sohn
Manuel Docampo Lopez der Zeitung *La Rioja*. Rioja, das ist die
berühmte Weingegend im Nordwesten Spaniens, nahe dem Atlantik und dem Pilgerort Santiago de Compostela, und Antonio
war Besitzer eines Weinguts dort im Städtchen Ribadavia.

Für Normalsterbliche, die fern von Fässern leben, kann es schnell ins Geld gehen. Oder an die Leber. Wahrscheinlich sogar beides. Es liegt ja auch weit jenseits aller Empfehlungen: Nach gängiger Auffassung sollten Frauen höchstens ein Glas Wein am Tag (0,15 Liter) zu sich nehmen, Männer zwei Gläser (0,3 Liter). Doch womöglich ist das gefährlich wenig. Denn ganz offenkundig kommen die Forscher da zu völlig unterschiedlichen Ergebnissen, was womöglich mit soziografischen Besonderheiten ihrer Versuchsgruppen zusammenhängt. Die Untersuchungen stützen sich in der Regel auf Befragungen, und da geben zum Beispiel Amerikaner offenbar gern zu wenig an – um nicht in ein schlechtes Licht zu geraten. In Wahrheit hatten aber gerade die gesündesten unter den Befragten womöglich mehr getrunken, als sie angaben.

Das würde bedeuten: Wer sich dann nach den offiziellen Empfehlungen richtet, trinkt womöglich viel zu wenig – und riskiert damit seine Gesundheit und sogar sein Hirnvolumen.

Wahrscheinlich ist es also besser, vorsichtshalber ein bisschen mehr zu trinken. Das meint jedenfalls ein früherer Alkoholexperte der Weltgesundheitsorganisation (WHO), ein finnischer Wissenschaftler namens Kari Pokolainen, der an der Universität Helsinki lehrt: Wer mehr trinke, als die Empfehlungen vorsehen, lebe immer noch gesünder als ein Abstinenzler. Zu viel sollte es allerdings auch nicht sein. »Die Masse der Beweise zeigt, dass moderat zu trinken besser ist als Abstinenz – und viel zu trinken schlechter ist als Abstinenz«, sagte der Forscher der britischen Zeitung *Daily Mail.*

Die »moderaten Mengen« aber sind viel höher, als die Empfehlungen vorsehen. Wer auf seine Gesundheit Wert legt, muss sich also mehr gönnen. Wie viel? Ganz sicher keine vier Flaschen am Tag wie die spanischen Winzer. Aber eine Flasche Wein dürfe es ruhig sein, jedenfalls für Männer. Das sei immer noch gesünder als gar nichts, betonte Pokolainen.

Wein ist schließlich wichtig für die Gesundheit: In früheren Zeiten lag die übliche Dosis überraschend hoch; viele hatten sogar einen verbrieften Anspruch auf die tägliche Ration, und oft zahlte praktischerweise die Krankenkasse.

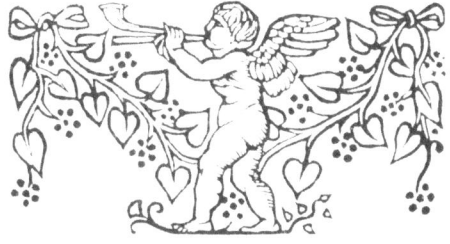

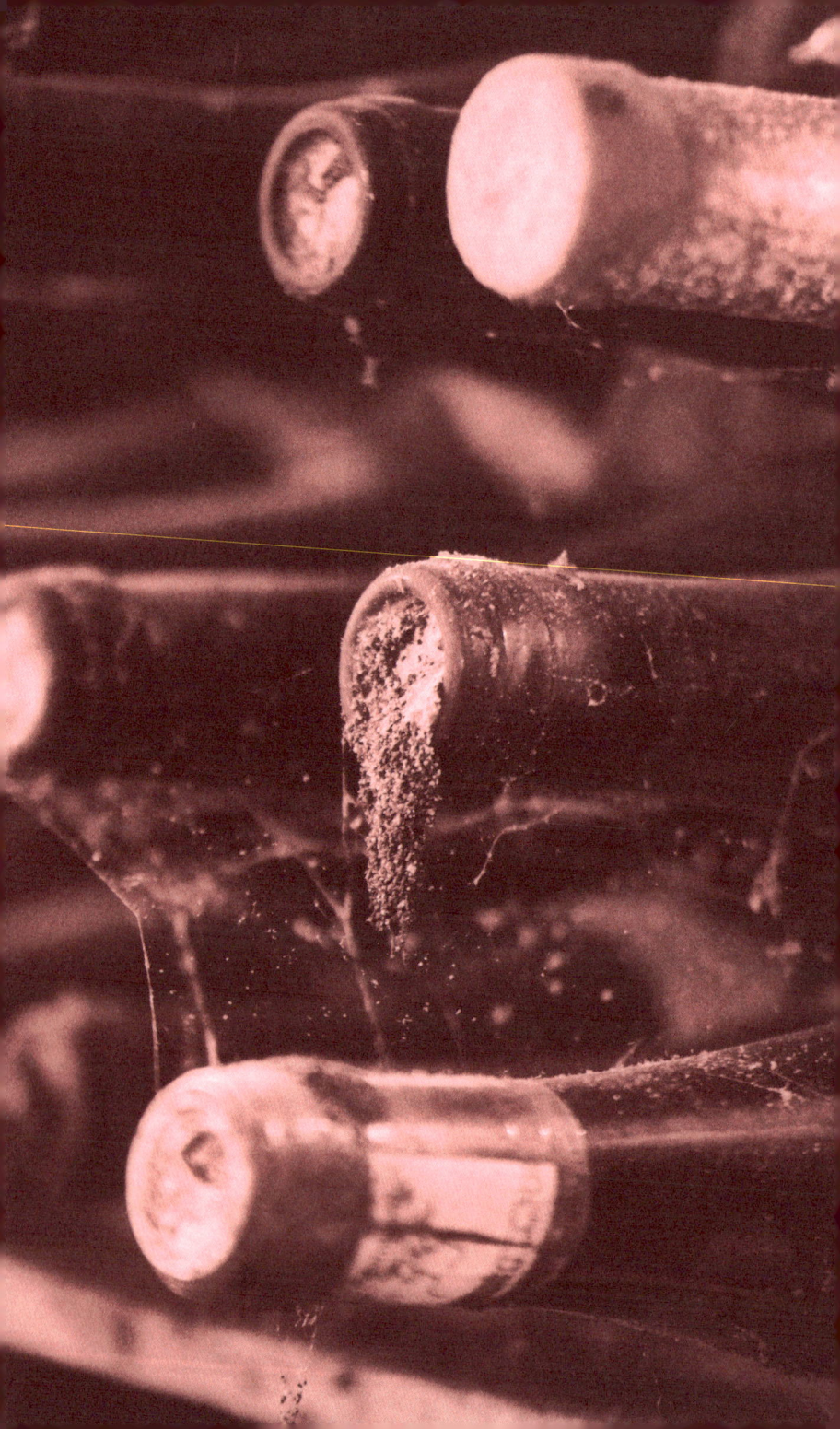

Anflug von Vergnügen

Wie der Wein die Entwicklung der Zivilisation vorantrieb

/ Die betrunkenen Affen und der evolutionäre Schwung / Und plötzlich war die Migräne / Trink nicht nur Wasser, nimm auch Wein / Sogar die Patienten im Krankenhaus bekamen vom Arzt den Wein als Arznei

Ganz oben auf dem Weinberg, hoch über dem Dorf mit der fantastischen Fernsicht weit übers Land erzählt mir der Winzer von der Geschichte seines Weingutes, das früher tatsächlich Teil der Gesundheitsversorgung gewesen war – also: sehr viel früher. Die Weinbautradition seiner Familie reicht zurück bis in die Zeiten Napoleons. Sein Urgroßvater war Leibjäger gewesen beim hiesigen Herzog. Er hatte ihm die Hirsche zugetrieben und dann praktisch als Dankeschön einen Hof gekriegt hier im Dorf, und dazu gehörte auch der sogenannte Spitalweinberg, auf den sie ein bisschen stolz sind in der Familie, denn er markiert die früheste urkundliche Erwähnung des Dorfes in der Ortschronik im Jahr 1270. Da wurde er verkauft von einem Kloster an ein Krankenhaus in der nahen Reichsstadt. Der Weinberg musste damals nicht nur das Geld einspielen für die Versorgung der Patienten, sondern auch den Grundstoff für ihre Arznei liefern. Und womöglich war der Wein noch in ganz anderer Weise wichtig für die Menschheit, wie unten in den Weinbergen zwischen den Rebreihen eine Schautafel mit Fotos von frühgeschichtlichen Felszeichnungen andeutet. Vielleicht spielte die Erheiterung durch den Wein dabei eine große Rolle oder sogar der »Rausch«.

Der Wein als Medizin: Früher war das ganz wörtlich zu verstehen. Die Ärzte haben sich sogar selbst damit kuriert, auch ihre Patienten. Selbst in den Krankenhäusern, die oft ihre eigenen Weingüter unterhielten, wurde Wein medizinisch verabreicht. Später hat dann die Krankenkasse bezahlt – Weißwein, Rotwein, sogar Bordeaux, selbst Champagner und Portwein. Da gibt es tatsächlich historische Belege, die heute ein bisschen skurril erscheinen. Aber sonst mussten die Versicherungen auch nicht viel bezahlen; es gab keine teuren Computertomografen, keine Pharmaindustrie, keine Antibiotika. Es gab nur den Wein (und ein paar Kräuter, mit denen er auch gemischt wurde); er hat die Menschen gestärkt, geheilt und sogar dafür gesorgt, dass die Menschheit sich stetig weiterentwickelt hat seit den Zeiten, als unsere Ahnen in Horden durch Wälder und Savannen zogen und sich dann gemeinsam niedergelassen haben, um mit einem Projekt namens Zivilisation zu beginnen.

Der Wein, glauben Archäologen und Anthropologen, war ein ganz wesentliches Element des gesellschaftlichen und kulturellen Fortschritts. Er spielte eine bisher unterschätzte Rolle in der menschlichen Entwicklung, denn dabei stehen Kommunikation und Kooperation im Zentrum, und da kann der Wein tatsächlich seinen Beitrag leisten. Er macht ja nicht nur stark, imprägniert gegen Erreger, schützt die Gesundheit, pimpt das Gehirn und erleichtert so das Überleben in einer feindlichen Umwelt. Zugleich fördert er auch das soziale Miteinander; er hebt die Laune, steigert die Stimmung, löst die Zunge, macht lustiger, geselliger – was unseren Vorfahren genauso gefallen hat wie den Weingenießer*innen heute.

In den Medien und der Öffentlichkeit hat das bisher nicht die angemessene Wertschätzung genossen, weil es eher partytaugliche Eigenschaften sind, doch jetzt sehen Wissenschaftler diese Wirkungen in einem neuen Licht. Denn sie waren offenbar we-

sentliche Elemente der frühen
Kulte, und das, was heute offenbar eher zur Party und zum
Privaten gehört, war tatsächlich
ein frühes Element bei der Kon-
stituierung von Öffentlichkeit, zu der
sich die Menschen zusammengefunden
haben, und statt Feiern im Klub waren
es kultische Handlungen. Der Wein war
dabei so etwas wie der erste Schritt zum
Übersinnlichen, Spirituellen, und das nutzten die frühen Menschen ebenso wie die stärkenden Effekte des Weins. Denn damals gehörten die medizinische und die magische Wirkung zusammen, das Heilige und das Heilsame: »Die frühen Mediziner
waren Magier und Priester, die den Wein ebenso für Heilhand-
lungen wie für religiöse Zwecke verwendeten«, sagt die britische
Weinkundlerin Jancis Robinson (*The Oxford Companion of Wine*).
Denn er ermöglicht ja so etwas wie eine Entrückung, eine magische Erfahrung, eine veränderte Wahrnehmung, eine Erweite-
rung des Bewusstseins, die wohl von frühen Menschen verständ-
licherweise als metaphysische Erhöhung wahrgenommen wurde.

Als eine angenehme Erfahrung empfinden es offenbar sogar
die Tiere, die so einen kleinen Rausch auch gern mal genießen
und in manchen Fällen sogar die Produkte der alkoholischen
Gärung auch schon zu medizinischen Zwecken einsetzen, wie
zum Beispiel jenes kleine Insekt, das schon mehreren Forschern
zu Nobelpreiswürden verholfen hat: die Fruchtfliege *Drosophila
melanogaster*, das kleine Modellwesen der Biologen und Mediziner. Sie wird trotz ihrer Prominenz ständig von lästigen Wespen
bedroht und setzt sich gegen diese trickreich und unter Ausnut-
zung des Alkohols und seiner physiologischen Fähigkeiten zur
Wehr.

Die Fruchtfliege legt ihre Larven in gärende Früchte, nutzt damit die Potenziale des Alkohols, der ja eigentlich ein Gift ist, und verbessert so ihre Kampfposition gegenüber den Wespenattacken. Denn dadurch gibt es in den Fruchtfliegenlarven weniger Wespeneier, von denen zudem weniger überleben, umso mehr aber von ihren eigenen Fruchtfliegenkindern, die dann, befreit von Wespenattacken, auch in größerer Zahl zur vollen Drei-Millimeter-Größe der erwachsenen Fruchtfliegen heranreifen können. So dienen mithin »natürliche Alkoholspiegel« dem kleinen Körper der *Drosophila* gewissermaßen als »Schutzgift«, schreiben Biologen von der Emory University in Atlanta im US-Bundesstaat Georgia in ihrem Bericht über den »Alkoholkonsum als Selbstmedikation der Fruchtfliege« *(Alcohol Consumption as Self-Medication against Blood-Borne Parasites in the Fruit Fly)*.

Durchaus denkbar sei, meinen die Forscher, »dass der Alkoholkonsum ähnliche Schutzwirkungen bei anderen Organismen haben« könnte und womöglich nicht nur *Drosophila* in der Lage sei, »die heilenden Eigenschaften von Alkohol zu nutzen«.

Und tatsächlich: Viele Lebewesen tun das. Die Vögel, sogar die Igel, die Eichhörnchen, Hunde und Elche. Auch Elefanten tun es. Sie stecken den Rüssel in spontan gärende Früchte, und manchmal, wenn sie ihn ein bisschen lange hingestreckt haben, dann wanken sie hinterher »ziemlich unsicher« weg, sagt der Primatologe und Paläoanthropologe Ian Tattersall, ehemaliger Leiter der Anthropologischen Abteilung des American Museum of Natural History in New York City *(A Natural History of Wine)*.

Aber die Tiere halten sich unter Alkoholeinwirkung aufrecht, interessanterweise verfallen sie nicht dem Rausch oder gar der Trunksucht. Sie übertreiben es nicht. Die Gefahren des Alkohols, von Medien und Experten gern beschworen, betreffen sie nicht – und das nicht nur, weil so ein Elefant unglaubliche Mengen gärender Früchte bräuchte, um sich in seinem massigen Körper einen angemessenen Promillespiegel anzurüsseln. Es würde ihm auch nicht gut bekommen und ebenso wenig allen anderen trinkfreudigen Tieren, denn besoffen wären sie natürlich ein leichtes Opfer ihrer natürlichen Feinde – und dann bald ausgestorben.

So wurden auch die kleinen Brüllaffen in Mittelamerika aus der Familie der Klammerschwanzaffen *(Alouatta)*, die bis zu neun Kilogramm wiegen können, zwar schon ausgiebig von Forschern beobachtet, wie sie sich an den knalligen orangefarbenen Früchten der Astrocaryum-Palme berauschen, aber noch nie beim volltrunkenen Sturz von der Palme.

Merke: Wahren Gewinn im Kampf ums Dasein verspricht nur der maßvolle Genuss.

Es seien gerade die evolutionären Vorteile des »maßvollen Trinkens«, die schon unsere Primatenverwandten vom Alkohol überzeugten und die schließlich auch die menschliche Entwicklung vorantrieben, sagt Robert Dudley, Biologieprofessor an der University of California in Berkeley. Er hat die »Hypothese vom betrunkenen Affen« entwickelt *(Drunken Monkey Hypothesis)*, mit der er die Vorliebe für Alkohol erklären will – und dessen Rolle in der Geschichte der Zivilisation.

Für Dudley ist der Genuss alkoholischer Getränke der Auslöser für einen evolutionären Sprung in der Gattungsentwicklung. Denn wer in der Lage ist, die vergorenen Früchte, das Wein-Geschenk der Natur sozusagen, in Maßen zu genießen, verschaffe sich einen evolutionären Vorsprung. So seien die kleinen Alkohol-Früchtchen leicht verdaulich, lieferten also problemlos und ohne großen Aufwand wertvolle Kalorien. Wer das erkennt und nutzt, ist natürlich besser dran als die anderen: »Wenn man den Alkohol riechen und schneller zur Frucht kommen kann, hat man einen Vorteil«, sagt Dudley. »Du besiegst die Konkurrenz und bekommst mehr Kalorien.« Es lohne sich also, diese Nahrungsquelle zu nutzen – auch für Menschen.

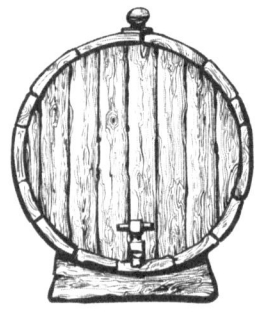

Survival of the fittest: Besser überlebt es sich mithilfe dieser alkoholischen Früchte und Getränke, weil sie erstens tatsächlich fitter machten – stärker. Schließlich können die alkoholischen Gesundheitselixiere Krankheitserreger abtöten. Zudem, meint Dudley in bester darwinistischer Tradition, erlebten diejenigen, die sich so gestärkt hatten, beim Essen einen »sanften Anflug von Vergnügen« im Gehirn – und hatten wahrscheinlich auch bei der Fortpflanzung mehr Erfolg.

Und dabei ging es nicht nur um die Überlebensvorteile der Einzelnen im Kampf ums Dasein, sondern auch um das Kollektiv und die bessere Lebensform, wobei auch hier die trinkfreudigen unter unseren Vorfahren im Vorteil waren – weil sie sich, dank gemeinschaftlichen Alkoholgenusses, einen Vorsprung antranken in Sachen Kommunikation und Kooperation, meint Professor Patrick Edward McGovern, Wissenschaftlicher Direktor am Museum der Universität von Pennsylvania in Philadelphia und zugleich Leiter einer Forschungseinrichtung mit der vielversprechenden Bezeichnung »Laboratorium für Biomolekulare Archäologie für Küche, fermentierte Getränke und Gesundheit«.

Und »fermentierte Getränke«, insbesondere der Wein, waren in der Tat, meint McGovern, evolutionär von Vorteil, vor allem im Sozialen, denn da geht es natürlich zunächst um Feiern und um das Vergnügen, das Erzählen und Lachen, dabei aber zugleich auch um die Entwicklung von Kommunikation und Interaktion, also der menschlichen Zusammenarbeit, ohne die eine höhere Form von Wirtschaftstätigkeit nicht denkbar ist: »Es gibt gute Beweise aus der ganzen Welt, dass alkoholische Getränke für die menschliche Kultur wichtig sind«, und zwar so wichtig, dass der *Homo sapiens*, der »kluge Mensch«, eigentlich eine andere Gattungsbezeichnung verdient hätte: *Homo imbibens*, der trinkende Mensch.

Es seien vor allem die bewusstseinsverändernden Eigenschaften des Alkohols gewesen, meint McGovern, die seit den Ritualen der Steinzeit unsere Kreativität beflügelt und die Entwicklung von Sprache, Kunst und Religion gefördert hätten – und damit auch Wirtschaft und Technologieentwicklung.

Der Alkohol setzt zum Beispiel im Gehirn sogenannte Endorphine frei, vor allem, wenn er in geselligen Zusammenhängen genossen wird. Diese Endorphine – köpereigene Drogen, die sowohl bei Schmerzen als auch bei Glückszuständen ausgeschüttet werden – »erzeugen ein positives Gefühl in einem Menschen«, sagt ein weiterer Experte aus diesem Forschungsfeld, der Evolutionspsychologe Professor Robin Dunbar von der Universität Oxford. Sie machen auch mutiger, sie stärken nebenbei das Immunsystem und die Gesundheit und erleichtern mithin das Überleben unter widrigen äußeren Umständen.

All das also, was Weinfreunde heute noch schätzen, die Geselligkeit, mit anderen zusammenzusitzen, sich zu unterhalten und zu lachen, Geschichten zu erzählen, Klatsch und Tratsch, das habe zu Beginn der menschlichen Zivilisationsgeschichte noch eine ganz andere Bedeutung gehabt.

Die Evolution von Freundschaft und Geselligkeit hat Robin Dunbar zufolge auch materielle und ökonomische Aspekte. Denn die Freunde, mit denen unsere Ahnen zusammengesessen, getrunken und gelacht haben, waren natürlich auch sonst eine Hilfe – bei der Nahrungsbeschaffung, bei der Abwehr von Angreifern, bei der Entwicklung von Techniken und der Planung von Aktivitäten. Klare »Vorteile« also, sagt Dunbar, »die direkt vom Alkoholkonsum abgeleitet werden können«.

Die positiven Wirkungen auf das Gehirn führten zu besseren geistigen Leistungen. Und die Effekte auf das soziale Miteinander ermöglichten die Entwicklung der passenden gesellschaftlichen Modelle des Zusammenlebens. Weil der Konsum alkoholischer Getränke die Menschen zudem risikobereiter macht, mutiger, weniger ängstlich, könnte das ein Antrieb für Innovation und Entwicklung gewesen sein.

Kurz: Der Alkohol ist das Schmiermittel der Zivilisation, wobei der genaue Charakter der jeweiligen Getränke nicht immer ganz klar war. Es war sicher kein Wein im heutigen Sinne; oft waren es Mischformen, aus verschiedenen Produkten der alkoholischen Gärung, ganz spontan entstanden aus Früchten auf Bäumen und Sträuchern. Dazu kamen alkoholische Getränke aus unterschiedlichen Früchten und Kräutern, auch bierähnliches Gebräu, oder Honigwein. Überall auf der Welt wurden solche alkoholischen Getränke gefunden, auch Weinpressen – meist an Kultstätten, wo sich die Menschen zusammenfanden und irgendwann auch niederließen.

Die ganz großen Übergänge in der Menschheitsgeschichte zeigen den Archäologen zufolge einen Zusammenhang mit solchen Getränken: von den Anfängen der Landwirtschaft in jener Zeit, als die Menschen sesshaft wurden, bis zu den Ursprüngen der Schrift.

Bisher hatten die Forscher ja geglaubt, die Menschheit sei sesshaft geworden, um Nahrungsmittel zu produzieren, doch mittlerweile meinen die Archäologen eher, es sei ihnen damals um Getränke gegangen – und um die damit verbundene Geselligkeit. Darauf deuten auch die Fundstätten hin, die frühen Zeugnisse für die Herstellung und den Genuss solcher Getränke, die in der Regel auch Kultstätten waren, mithin eingebunden in religiöse Rituale – und damit in die frühen Formen sozialer Kooperation.

Zum Beispiel jene Anlage, die als älteste Weinpresse der Welt gilt. Sie wurde erst 2010 entdeckt, in einer Höhle zwei Autostunden südwestlich der armenischen Hauptstadt Eriwan in der Nähe

Frühe Krüge: Archäologen finden
immer mehr Hinweise auf die Bedeutung des Weins
für die Zivilisation

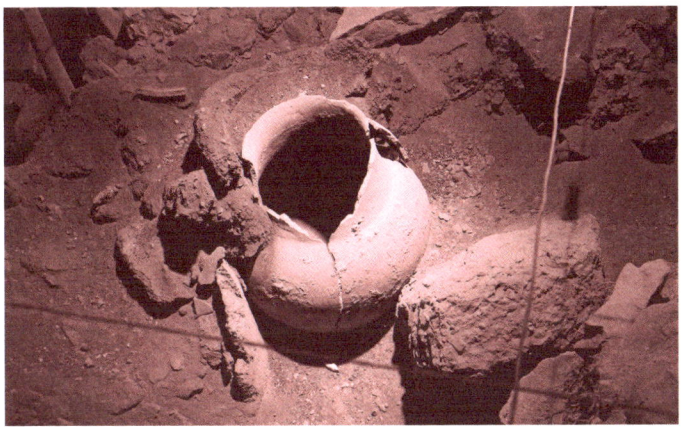

des 5137 Meter hohen und ewig schneebedeckten Berges Ararat. Kaum jemand würde hier die Wiege der europäischen Weinkultur vermuten, in einer Region, die heute eher für Kriege und Zerwürfnisse bekannt ist als für Entspannung, Geselligkeit und Kooperation.

Unter Forschern heißt die Fundstätte »Areni 1«. Sie ist um die 6000 Jahre alt. In der Höhle fanden sich auch der mit 5500 Jahren älteste Lederschuh der Welt und ein 5900 Jahre alter Frauenrock, ebenfalls der weltweit älteste seiner Art, was zeigt, dass der Wein schon damals offenbar ein Element des kultivierten Daseins war – und auch von religiösen Ritualen, denn der Ort war zugleich eine Kultstätte. Das schlossen Archäologen aus der Tatsache, dass dort auch Begräbnisutensilien gefunden wurden.

Auch die anderen frühen Fundorte alkoholischer Getränke waren häufig zugleich Kultstätten, etwa die Rakefet-Höhle im Karmelgebirge im Norden Israels, wo Archäologen der Stanford University in Gräbern eine Fülle von Hinweisen entdeckt haben, dass dort vor rund 13 000 Jahren Mitglieder der erst halbsesshaften Natufien-Kultur alkoholische Getränke hergestellt haben – der

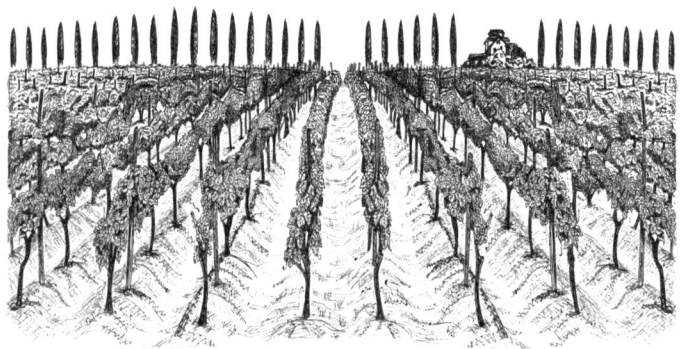

»älteste Beleg für menschengemachten Alkohol«, wie die Forscher glauben. Oder das türkische Göbekli Tepe, in Südostanatolien nahe der syrischen Grenze, ebenfalls eine Kultstätte, mit dem ältesten bekannten Tempel der Welt; auch hier fanden sich Reste von alkoholischen Getränken aus einer Zeit vor 11 600 Jahren.

Auch die Anfänge der chinesischen Zivilisation bieten Hinweise auf eine Trinkkultur. Darauf deutet der Ort hin, an dem der bislang älteste Wein der Menschheit gefunden wurde: in Jiahu in der Provinz Henan, zwischen Peking und Wuhan. Angemessen stilvoll muss es auch dort zugegangen sein, denn Archäologen fanden nicht nur Reste alkoholischer Getränke, sondern auch Trinkgefäße.

Auffallend auch hier: Die Menschen hatten erst kurz zuvor den Übergang zur Landwirtschaft vollzogen. Das führt die Forscher zu dem Schluss, dass die frühen Menschen sesshaft geworden sind, um sich gemeinsam ihren neuen spirituellen Praktiken hinzugeben – und dazu die Entrückung zu genießen, die der Alkohol ermöglicht. Ob es Bier war oder Wein, das ist bei den jahrtausendealten Funden oft nicht ganz so klar. Aber klar sind die Prioritäten unserer Ahnen: Nahrung gab es auch woanders; sesshaft wurden sie, weil sie zusammen sein wollten – und dafür die nötigen Genussmittel brauchten.

Bier vor Brot, Weintrauben vor Weizen: »Wir haben mit der Landwirtschaft angefangen, weil wir trinken wollten«, sagt der britische Autor Mark Forsyth *(Eine kurze Geschichte der Trunkenheit)*. Allerdings war die »Trunkenheit« damals kein Selbstzweck
und schon gar keine Flucht vor der Wirklichkeit – im Gegenteil:
Der Trinkkult war eher der Versuch, die Wirklichkeit besser zu
begreifen und zu bewältigen, und nebenbei wurden auch die sozialen Beziehungen verbessert, geregelt, zivilisiert.

Das begann mit den frühen Kultstätten, an denen sich Jäger und
Sammler zu religiösen Zeremonien versammelten und dabei offenbar bewusstseinserweiternde Getränke zu sich nahmen. So
entwickelten sie auch die Gesellschaft weiter, denn die religiösen
Rituale verbanden die vereinzelten Menschen und Horden zu
größeren sozialen Verbänden, was die Weiterentwicklung der Kooperation und der sozialen Organisation ermöglichte. Die religiöse Entwicklung beförderte zugleich aber auch eine Zivilisierung
der Sitten und der Moral, was wiederum die Grundlage war für
das Prinzip der Gegenseitigkeit, der Perspektivenübernahme und
mithin für Warentausch und Geldverkehr, Kapitalismus, Globa-
lisierung.

Und kaum dass die Menschen schreiben gelernt hatten, 2000
Jahre vor Christus, da gravierten sie gleich lobende Geschichten
vom Wein in Steintafeln und priesen ihn als Quell der Unsterb-
lichkeit, beispielsweise im Gilgamesch-Epos, einem der ältesten
schriftlichen Zeugnisse der Menschheit, aus jener Gegend, in der
Historiker die biblische Geschichte von Noah und seiner Arche
verorten, der ja auch als Erstes, kaum dass er trockenen Fußes an
Land gehen konnte, einen Weinberg pflanzte (1. Mose 9,20) und
damit ein gutes Gespür für Prioritäten zeigte.

Übrigens spielte auch früh schon die Ambivalenz eine Rolle,
der Genuss und die Gesundheit auf der einen Seite, die Gefahren
auf der anderen. So war das auch in einer der ganz frühen Ge-

schichten über den Wein, die von einem König handelt und seiner Geliebten oder Haremsdame. Der König liebte Trauben, doch einmal hatten sie begonnen zu gären; sie schmeckten schon etwas seltsam, und daher hängte er ein Schild daran mit der Aufschrift »Gift«. Das nun kam der Dame gerade recht, denn sie wollte ohnehin aus dem Leben scheiden, weil sie an unerträglicher Migräne litt. Sie nahm also von der gärenden Melange, und zwar offenbar so viel, dass sie in einen tiefen und lang anhaltenden Schlaf fiel, und als sie aus diesem erwachte, waren die Schmerzen wie weggeblasen.

Die meisten kennen es ja eher andersrum. Erst der Wein – und dann das Schädelbrummen. Aber heute glauben auch Wissenschaftler, dass manche Bestandteile im Wein womöglich nicht nur Auslöser von Kopfschmerzen und Migräne sein könnten, sondern sich auch therapeutisch dagegen einsetzen ließen. Die Geschichte von dem König Dschemschid (oder auch Dschamschid), eine Figur der persischen Mythologie, erscheint also nicht ganz abwegig,

In der echten Welt avancierte der Wein schon bald zum Grundnahrungsmittel, und viele Werktätige hatten sogar einen Rechtsanspruch darauf. Die Sklaven im antiken Rom zum Beispiel bekamen, selbst wenn sie in Ketten lagen, zehn Amphoren pro Jahr, also fünf Liter jede Woche – »zur Stärkung ihrer körperlichen Leistungskraft«, wie der Historiker Roderick Phillips von der Carleton University in Ottawa schreibt (*Die große Geschichte des Weins*).

Im 19. Jahrhundert galt ein Richtwert von einem Liter am Tag, bei hart arbeitenden Menschen sogar eineinhalb bis vier Liter.

Selbst die Soldaten hatten ein Recht auf Wein, was von einem besonderen Vertrauen in dessen leistungssteigernde Wirkung zeugt – die Hoffnung auf gesteigerte Kampfkraft war offenbar stärker als die Furcht, sie könnten übers Schlachtfeld torkeln, den Feind doppelt sehen und daneben zielen. So war es beispielswei-

Täglich Wein:
Auch im alten Ägypten gab es einen frühen Kult
um den stärkenden Trank aus Trauben

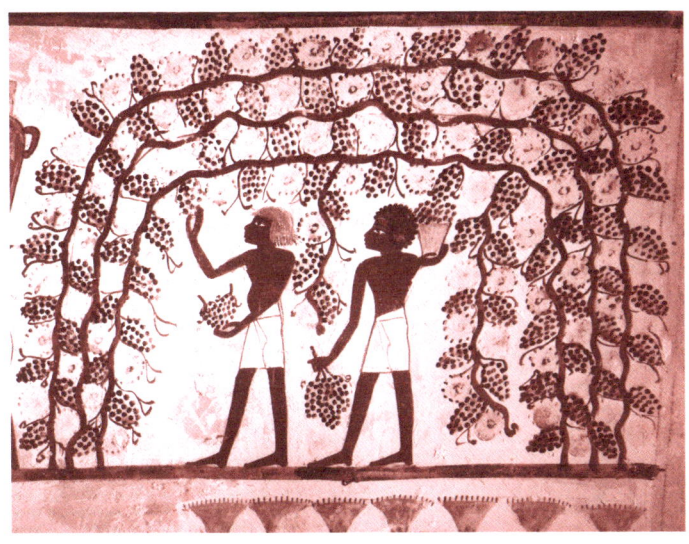

se unter der Regentschaft des französischen Kaisers Napoleon I. (1769–1821), bei dem sie Anspruch auf einen Liter Wein täglich hatten. Auch im Dreißigjährigen Krieg war es so gewesen, als etwa General Johann T'Serdaes von Tilly (1559–1632), der oberste Heerführer auf der Katholischen Seite, in einer Verpflegungsverordnung genau festgelegt hatte, wie viel es für die einzelnen Dienstgrade sein sollte: täglich eine Maß etwa für den einfachen Soldaten der Garnisonstruppen in Konstanz am Bodensee, was in dieser Gegend 1,83 Litern Wein entsprach. Schon der römische Feldherr Julius Cäsar (100–44 v. Chr.) hatte seinen Soldaten täglich einen Liter Wein verordnet – zur Verbesserung der Stimmung und mithin der Moral in der Truppe und ganz praktisch zur Vermeidung von Darmkrankheiten.

Auch im alten Ägypten hatten die Soldaten täglich Wein bekommen. Im Land der Pyramiden gab es schon einen frühen Kult um Weine, die besten dortigen Winzer durften sich sogar als

Anti-Aging in der Antike:
Seit den Pharaonen galt der Wein als Mittel
zur Lebensverlängerung

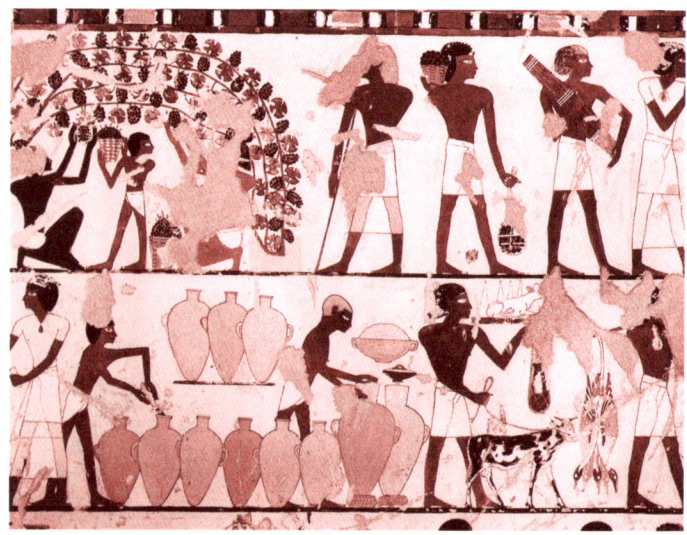

Hoflieferanten des Pharao bezeichnen. Der Wein wurde natürlich auch am Nil schon seit dem Jahr 2200 v. Chr. oft in Verbindung mit Kräutern zur »Heilung von Krankheiten« eingesetzt, sagt der Weinhistoriker Ian Tattersall, auch bei Verstopfung und zur Harnregulierung, bei Atemwegserkrankungen, bei Asthma und sogar Herpes, außerdem als appetitanregendes Mittel.

Überraschenderweise wurden die Weinkrüge auch an Orten gefunden, an denen es nach landläufiger Ansicht eigentlich zu spät war für eine Behandlung: in den weitläufigen Grabkammern, die in Ägyptens besseren Kreisen üblich waren. So ließ sich etwa um das Jahr 3150 v. Chr. ein König namens Skorpion I. für seine Reise ins Totenreich auch mit Wein versorgen: Drei Grabkammern waren vom Fußboden bis zur Decke gefüllt mit Krügen, insgesamt 700 an der Zahl, mit insgesamt 4000 Litern Wein.

Wofür der viele Wein nach dem Ableben? Um dem König »einen glänzenden Start in sein Leben nach dem Tod zu ermögli-

chen«, sagt Weingeschichtskenner Tattersall. Wein war offenbar
ein unabdingbarer Begleiter für das ewige Leben – eine frühe Form
von Anti-Aging: ewig leben mithilfe des Göttertranks. Denn der
Wein symbolisierte Wiedergeburt und Erneuerung, und praktischerweise amtierte in Ägypten der Gott des Weins zugleich auch
als Gott der Fruchtbarkeit und Wiedergeburt.

Die alten Griechen nahmen den Wein dann sozusagen in den
offiziellen Kanon der abendländischen Medizin auf. Schon der
Philosoph Platon (427–347 v. Chr.) hatte den Wein als »Pharma-
kon« bezeichnet, was so viel bedeutete wie Gift, Droge oder Arznei – und den Charakter des Getränks mit seinen Wirkstoffen
ziemlich treffsicher beschreibt.

Der Wein sei »in wunderbarer Weise für den Menschen geeignet«, sagte der Urvater der westlichen Heilkunst, Hippokrates
von Kos (um 460–370 v. Chr.) – vorausgesetzt, er werde »sinn-
voll und in rechtem Maße« eingesetzt, und zwar »bei guter und
schlechter Gesundheit«. Hippokrates setzte den Heiltrank ebenfalls bei Magen-Darm-Problemen ein, als Schmerzmittel, bei
Herz-Kreislauf-Störungen und Augenkrankheiten, außerdem bei
der Wundbehandlung, zur Kräftigung bei der Rekonvaleszenz,
als Beruhigungs- und Schlafmittel und schließlich bei neurolo-
gischen und psychischen Problemen, von Kopfschmerz bis zu
Verstimmungszuständen – Indikationen also, die auch heute auf
der Liste nachgewiesener Wirkdimensionen des Weins stehen
(siehe Anhang).

Die Griechen sorgten schließlich auch auf dem Wasserweg übers
Mittelmeer für die weitere Verbreitung des Weins in der abendländischen Welt; Archäologen bargen untergegangene Tankschiffe
von erstaunlicher Größe und Kapazität, mit 10 000 Amphoren für
bis zu 300 000 Liter Wein.

Die Römer importierten aus Griechenland nicht nur diese Amphoren; sie übernahmen auch die Winzerkünste sowie die heil-

kundlichen Erkenntnisse und kultivierten den Weingenuss auch weiter, indem
sie ihn auf »eine neue Stufe der Raffines-
se« hoben, wie es Ian Tattersall formuliert.

Damals gab es natürlich noch keine Kultweine aus Burgund und Bordeaux, die Wein-
freunde schwärmten auch nicht vom Piemont oder der Toskana,
sondern von Anbaugebieten im Süden, und das höchste der Gefühle im Imperium Romanum war ein Wein, der aus der Nähe
von Neapel kam, vom Ager Falernus beim Monte Massico.

»Ober, einen Falerianischen!«, rief der Dichter Gaius Valerius
Catullus, genannt Catull (84–54 v. Chr.). »Dieser feine alte Wein«,
schwärmte er, »schenk mir noch eine Schale ein«; der Kulttrop-
fen war für damalige Verhältnisse erstaunlich lagerungsfähig:
Seine optimale Trinkreife hatte er im Alter von 15 Jahren. »Kein
anderer Wein« habe »einen höheren Rang«, befand der Natur-
kundler Plinius der Ältere (um 23–79 n. Chr.), der damals offenbar einen Status hatte wie heute der Weinpapst Robert Parker –
und entsprechend unfehlbar war im Urteil.

Ein neues Niveau erreichte der kultische Status des Getränks
auch in einer ganz anderen Dimension, was auch seiner Karriere
einen neuen Schub brachte und über die Jahrhunderte hinweg seine Verbreitung vom Mittelmeerraum aus in der ganzen bekannten
Welt beförderte. Vom Heiltrank avancierte der Wein nun nach-
gerade zum Heiligtum; bei einer damals aufstrebenden Weltreli-
gion wurde er sogar ins Zentrum sakraler Handlungen gerückt.
Der Kultgründer war ein Wanderprediger aus einem Ort namens
Bethlehem in Palästina. Mit seinem Auftritt auf der Weltbühne
begann eine neue Zeitrechnung. Sein Name: Jesus Christus.

Er selbst galt als »ein Fresser und ein Weinsäufer« (Matthäus
11,19). Und er war Jude, Angehöriger eines Glaubens also, bei dem

der Wein auch eine zentrale Rolle gespielt hatte: Er sei sogar »das wichtigste aller Medikamente«, hatte schon der Talmud hervorgehoben, eine der grundlegenden Schriften des Judentums.

Ganz ähnlich klingt es in der Bibel der Christenbewegung. So schrieb der Apostel Paulus an seinen Mitarbeiter Timotheus: »Trinke nicht mehr nur Wasser, sondern nimm ein wenig Wein dazu um des Magens willen und weil du oft krank bist.« (1. Timotheus 5,23)

Der Wein hatte in dieser aufstrebenden Religion eine ganz neue, wahrhaft zentrale Position erlangt: Seither stand er im Zentrum der heiligen Messe, der sogenannten Eucharistiefeier, im Gedenken an das letzte Abendmahl, das der Kultgründer abgehalten hatte.

Das führte natürlich zu einem steilen Anstieg bei den Verzehrmengen, vor allem mit der wachsenden Verbreitung der Bewegung in den folgenden Jahrhunderten. Namentlich die Klöster, die überall in Europa gegründet wurden, spielten dabei eine wichtige Rolle. Die Mönche brauchten den Wein für ihre Gottesdienste und sorgten so für Nachfrage; sie bauten ihn aber auch selbst an und erweiterten so das Angebot, und natürlich waren die Klöster Kompetenzzentren und verbreiteten so das Wissen um seine Anwendung.

Wein war jetzt nicht mehr nur Grundnahrungsmittel, er wurde sozusagen zum Allheilmittel. Ein Buch über die Heilkräfte des Weins avancierte sogar zu einem internationalen Bestseller, und zwar für gleich mehrere Jahrhunderte. Der Autor war ein Mann namens Arnaldus de Villanova (um 1240–1311), ein berühmter spanischer Mediziner in Montpellier und Leibarzt gleich mehrerer Päpste. Sein *Buch über Weine (Liber de vinis)* hatte er im Jahr 1310 in Afrika geschrieben, also kurz vor seinem Tod. 1358 wurde es ins Hebräische übersetzt, eine englische Ausgabe erschien im Jahr 1478, und eine deutsche Ausgabe kam dann 1532 in Wien

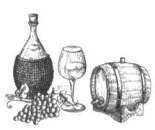

unter dem Titel *Der Weintraktat des Arnoldus de Villa Nova* heraus – also mehr als 200 Jahre nach dem ersten Erscheinen. Heutige Bestsellerautoren können da nur erblassen vor Neid. Aber die meisten haben ja auch nicht so ein zeitloses Topthema.

Der Wein war nun ein etabliertes Element in der offiziellen wissenschaftlichen Medizin. Für die Ärzte war er ein universell einzusetzendes Mittel, wie etwa das 1753 erschienene und mehr als 400 Seiten dicke Kompendium *Der curieus- und offenherzige Wein-Arzt* zeigt, worin es Weinrezepte für alle erdenklichen Krankheiten und Störungen gab, von Warzen im Gesicht über Schwindsucht bis zu Gedächtnisproblemen.

»Den Kranken reichte man ganz selbstverständlich Wein«, sagt der kanadische Weinhistoriker Phillips. Wein sei »die wirksamste Arznei überhaupt«, befand Professor Ernst Horn (1774–1848) aus Halle in seinem 1803 erschienenen *Handbuch der praktischen Arzneimittellehre für Aerzte und Wundärzte*.

Sogar im Krankenhaus wurde Wein verabreicht, zu Therapiezwecken und zur allgemeinen Stärkung – und zwar nicht in homöopathischen Dosen. Viele Krankenhäuser unterhielten eigene Weingüter, wie etwa das Spitalweingut in Konstanz am Bodensee, das heute noch einen sehr guten Ruf unter Weinfreunden hat, ebenso in Würzburg das Weingut Bürgerspital zum Heiligen Geist und das Juliusspital. Viele dieser Einrichtungen waren Stiftungen, so die Fondation de l'Hôpital Pourtalès in Neuchâtel in der Schweiz, die ebenfalls ein Krankenhaus und ein Weingut unterhielt: »Die umliegenden Rebberge dienten zugleich als Arznei und Geldquellen für das Spital«, heißt es in einer Selbstdarstellung der Stiftung.

Die verabreichte Pro-Kopf-Dosis war überraschend hoch, wie etwa aus dem französischen Städtchen Beaune überliefert wurde, dem Zentrum des Weinbaugebiets Burgund, die Heimat weltberühmter, aber erschwinglicher Weißweine (*Chablis, Rully*) und

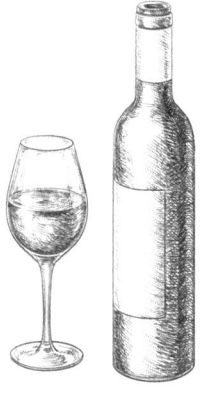

hochgerühmter, aber märchenhaft teurer
Rotweine (*Romanée-Conti*). Es muss also
ein gewissermaßen genussvoll abgefeder-
tes Erlebnis gewesen sein, damals dort ins
Krankenhaus eingeliefert zu werden, denn
nach einem mittelalterlichen Erlass standen jedem Kranken täglich sieben Liter
Wein zu. Auf dem gleichen Niveau lag auch
der Pro-Kopf-Verzehr in dem berühmten Hôtel des Invalides in
Paris, einem Hospital und Veteranenheim, dem der französische
König Ludwig XIV. (1638–1715) bei seiner Gründung im Jahre 1670
die Steuern für die ersten 55 000 Liter erlassen hatte. Die Wein-
therapie war offenbar so erfolgreich – oder besser: so beliebt –,
dass die Steuerbefreiung immer weiter ausgeweitet werden musste. Allein im Februar 1710 konsumierten die 2500 Soldaten, die im
Krankenhaus lagen, 460 000 Liter Wein – macht pro Kopf und
Tag (jener Februar hatte 28 Tage) 6,57 Liter. Im Wiener Militär-
krankenhaus war Weinentzug die Höchststrafe für renitente Patienten.

Die Behandlung mit Bordeaux und Burgunder blieb ziemlich
lange Bestandteil der ärztlichen Heilkunst. Noch im Jahr 1898
wurden in Pariser Krankenhäusern insgesamt drei Millionen Flaschen Wein ausgeschenkt.

Selbst in Deutschland verabreichten die Krankenhäuser Wein.
Beeindruckend zum Beispiel ist die Statistik zum Weinver-
brauch des Elisabeth-Hospitals in Darmstadt aus dem Jahre 1871.
In nur einem halben Jahr, in dem 755 Patienten behandelt wurden, verordneten die Ärzte dort die stolze Menge von 4633 Flaschen Weißwein und 6332 Flaschen roten Rheinweins, dazu 60
Flaschen Champagner und ungefähr 350 Flaschen Portwein, außerdem Dutzende Flaschen besseren Weißwein und sogar roten
Bordeaux.

Medizinische Weine gab es damals auch von anderen Ärzten ganz regulär auf Rezept, das in jeder Apotheke eingelöst werden konnte und das die Krankenkasse bezahlte. Noch 1892 wandte sich die Ortskrankenkasse Heidelberg an den Schwetzinger Hofapotheker Fr. Durand: Er möge doch bitte ein Depot anlegen für die »Abgabe von Weiß- und Rothwein an unsere erkrankten Kassenmitglieder«.

Der große Bedarf erforderte offenbar ein organisiertes Vorgehen. »Nach Rücksprache mit unseren Herren Kassenärzten haben wir uns entschlossen, an unsere erkrankten Kassenmitglieder nach ärztlicher Verordnung Weiß- oder Rothwein verabfolgen zu lassen, und zu diesem Behufe hier zwei Abgabestellen errichtet, welche gegen Abgabe einer Anweisung des Kassenarztes die Verabreichung des Weines gegen Entgelt von 10 Pf. pro Flasche besorgen.«

Noch im 21. Jahrhundert staunen die Mediziner über die Behandlungspraktiken ihrer früheren Kollegen. So berichtete etwa die deutsche *ÄrzteZeitung* über einen sehr erfolgreichen Weinheiler namens Ferdinand von Heuss (1848–1924), der zugleich Arzt und auch Winzer war. In Bodenheim bei Mainz betrieb er ein »florierendes Weingut« und verfügte damit gewissermaßen über einen eigenen pharmazeutischen Betrieb, aus dem er auch seine Arzneien bezog. Als er an Typhus erkrankt war, therapierte er sich auch selbst – mit 80 Flaschen des Jahrgangs 1868 aus dem eigenen Keller –, und zwar sehr erfolgreich: Er lebte fortan noch weitere 40 Jahre.

Mit dieser Methode soll Ferdinand von Heuss sogar einmal eine Winzersgemahlin gerettet haben, die seine Ärztekollegen schon aufgegeben hatten. Diagnose: »septische Gebärmutterentzündung«. Als Therapie verschrieb er die Produkte seiner eigenen Weinberge, und zwar aus den Jahrgängen 1868, 1875, 1895 und 1897, wie er penibel notiert hatte. Über sechs Wochen hatte die Patientin insgesamt 120 Flaschen bekommen – macht also fast drei Flaschen am Tag. Die Therapie war ein Erfolg, die Patientin nach dieser Kur geheilt.

Die *ÄrzteZeitung* hat eine solche Behandlung natürlich nicht als modellhaft empfohlen, sondern eher als Skurrilität abgehandelt. Und ganz sicher würde kein Arzt im 21. Jahrhundert seine Patientin mit solch einer Methode zu heilen versuchen.

Anders sieht es bei der Vorbeugung aus. Da profitieren die Frauen ganz besonders, und daher raten ihnen Mediziner und renommierte Forschungsinstitutionen nachdrücklich zum Wein. Gerade für sie ist der Wein besonders wichtig, für ihre Gesundheit, fürs Anti-Aging – und auch für die Schönheit.

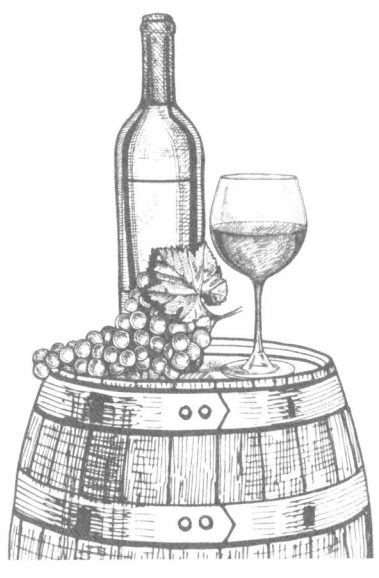

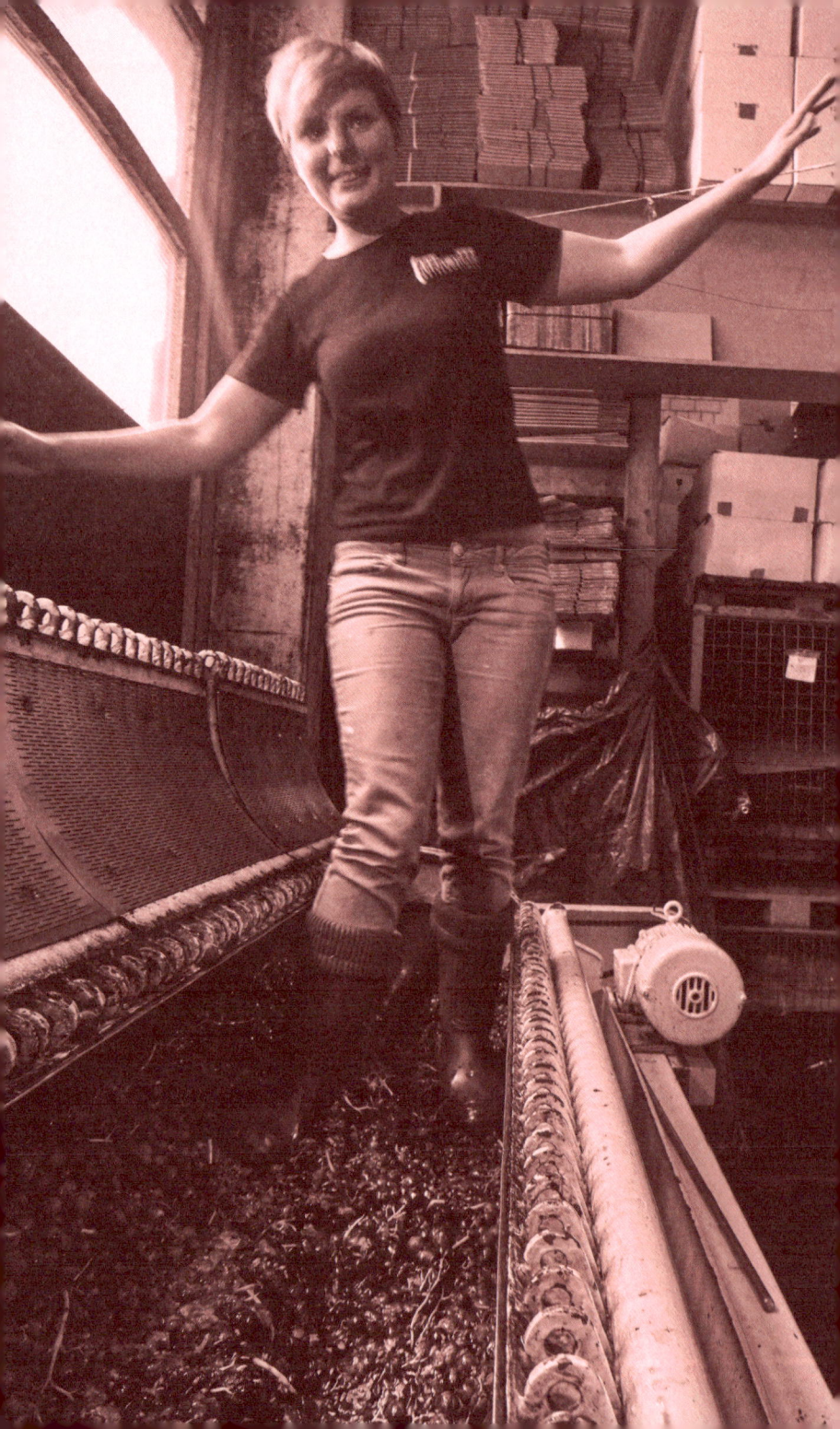

Die Chardonnay-Diät

Warum Wein gerade für Frauen besonders wichtig ist

/ Besser schmecken: Frauen haben beim Weingenuss die Nase vorn / Die frühen Göttinnen und ihr später Triumph / Täglich ein Gläschen, das stärkt die Knochen / Mehr Lust auf Sex / Klug und fröhlich länger leben

Es ist natürlich ein besonderes Spektakel, wenn die Jungwinzerin in die Trauben tritt. Nicht mit nackten Füßen – wir leben ja nicht in antiken Zeiten, sondern im 21. Jahrhundert. Es ist Mitte Oktober; heute ist Vollmond, ein sonniger Tag. Die Jungwinzerin hat in ihren eigenen Weinberg zur feministischen Lese eingeladen – Freundinnen, auch Freunde. Die 76-jährige Tante ist ebenfalls dabei, mit Rock, gelber Bluse und Blazer mit Hahnentritt-Muster – auch sie seit Kinderzeiten in den Reben. Frau und Wein: Da machen sie hier gar kein großes Gender-Gedöns. Auch die Jungwinzerin nicht: kurze mittelblonde Haare, helle Jeans, ein dunkelblaues T-Shirt mit dem Aufdruck »Geisenheimer«, was sie als Absolventin dieser renommierten Kaderschmiede für den deutschen Winzernachwuchs ausweist. Immer wieder werden die Trauben herantransportiert und in die Presse gekippt. Schließlich steigt sie dazu, in speziellen grünen Gummistiefeln mit der Nummer 33, die nur dafür verwendet werden. Penible Hygiene, klar – auch bei der feministischen Lese. Draußen im Hof stehen Tische auf dem Kies, mit Weinflaschen, auch der Sangiovese vom Bruder. Natürlich kann sie auch über den Wein dozieren, sie ist schließlich ›Bachelor of Science‹ – auch über die Inhaltsstoffe mit hormoneller Wirkung und über ihren eigenen Wein, der eher lässiger konzipiert sei, mehr easy going. Auf dem Etikett: ein roter Kussmund.

Beim Wein sind die Frauen eigentlich im Vorteil. Rein gesundheitsmäßig haben sie auch mehr davon, was bisher noch nicht so richtig bekannt ist, obwohl die Frauen sonst sehr ernährungsbewusst sind, viel Salat essen, magere Putenbrust, vegane Reisbällchen – und dabei vergessen, dazu den Barbera zu bestellen oder einen Chardonnay.

Frauen haben nach neueren Erkenntnissen viel mehr vom Wein als Männer, schon rein genussmäßig. Schließlich sind sie erwiesenermaßen weinschmeckerisch besser veranlagt, haben eine viel feinere Wahrnehmung und erspüren kleinere Nuancen und Geschmackstöne, weil sie mit sensibleren Geschmacksnerven ausgestattet sind als die Männer, die auch hier eher die Grobsensoriker sind.

Wein und Sex: Auch auf die Libido wirkt der Göttertrank im Übermaß bekanntlich eher sedierend für alle Beteiligten, in Maßen aber stimulierend, und zwar offenbar vor allem für Frauen.

Dass Frauen und Männer unterschiedlich auf Wein reagieren, hat mit den Inhaltsstoffen zu tun, von denen einige wie Hormone wirken, und daher den weiblichen Organismus anders beeinflussen als den männlichen. Und natürlich spielt auch der Alkohol eine Rolle, der bei ihnen schneller wirkt – vor allem, wenn sie nicht so im Training sind, meinen jedenfalls die weiblichen Weinprofis.

Umso wichtiger ist es für Frauen, die richtige Dosis zu kennen. Und am allerwichtigsten, dass sie überhaupt Wein trinken, denn Abstinenz hat für sie noch gravierendere Folgen, zum Beispiel beim Anti-Aging, denn der Wein schenkt ihnen mehr gesunde und glückliche Lebensjahre in Schönheit und Anmut als den Männern. Dies ist kein Wunschdenken, sondern wissenschaftlich erwiesen. – Die Daten legen eigentlich zwingend nahe, dass aus feministischer Sicht die Weinquoten sofort steigen müssen.

Umso erstaunlicher, dass das Thema seitens der Frauen so wenig präsent ist, was damit zusammenhängen mag, dass es überhaupt ziemlich lange gedauert hat, bis Frauen den angemessenen Zugang zum Wein bekamen, und das keineswegs nur bei den Führungspositionen, wie im Weingut Antinori in der Toskana beispielsweise, eine halbe Autostunde südlich von Florenz, einem der berühmtesten Italiens, in dem unter anderem der Tignanello erscheint, einer der ganz großen Weine des Gebiets, und Wegbereiter bei den *Supertuscans*, der Supertoskaner, die den bis dahin eher schlichten Wein der Gegend in eine neue Liga katapultierten.

Dort hat es genau 632 Jahre gebraucht, bis eine Frau den Chefposten des Hauses übernahm, das unter anderem auch den Vatikan belieferte – »schon seit ein paar Jahrhunderten«, wie Albiera Antinori, die erste Chefin des Hauses, in einem Interview sagte: »Dort hat man eben viel Freude an gutem Essen und an gutem Wein.« Und den weltweit höchsten Pro-Kopf-Verbrauch, was vielleicht auch mit der geringeren Frauenquote dort zusammenhängen mag.

Dabei waren in der Frühzeit der Weinkultur Frauen durchaus in führender Funktion unterwegs, allerdings nur im Jenseits, wo sie den Wein als die zuständigen Himmelsherrscherinnen repräsentierten – als Göttinnen wie Varuni in Indien oder Siduri zu babylonischen Zeiten im Zweistromland zwischen Euphrat und Tigris. Sie fungierte als eine Art Fermentationsgöttin, zuständig für Bier und Wein, aber passenderweise auch für Gasthäuser. In Ägypten hieß die entsprechende Göttin Renenutet und sorgte sogar für die gesamte Landwirtschaft. In der griechischen Sagenwelt war die Göttin Hebe so etwas wie die erste Sommelière, als Mundschenk für Zeus und andere; sie konnte aber auch neue Jugend schenken, hatte also Anti-Aging-Kompetenz.

Irgendwann übernahmen jedoch männliche Gottheiten diese Funktion, und die Frauen wurden eher zur aufreizenden Staffage, so etwas wie Cheerleaderinnen für die zuständigen männlichen Götter – Dionysos im antiken Griechenland, Bacchus in Rom.

Die Bacchantinnen:
tanzen und feiern für den Gott des Weines

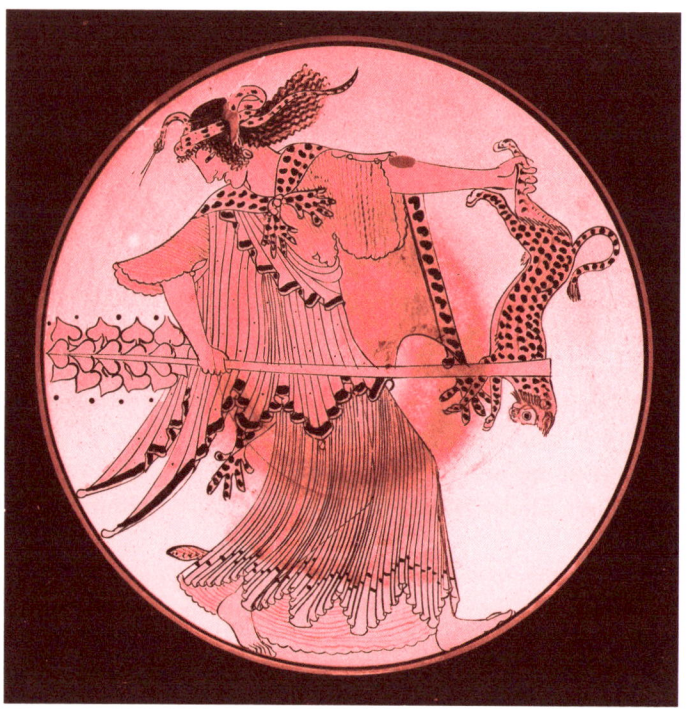

Wie Animateurinnen und Kultgirls flattern sie auf alten Fresken im Umfeld der fürs Rauschhafte zuständigen Himmelsherrscher herum. Ein bisschen verrückt, ein bisschen lasziv, ein bisschen frivol, gekleidet in Felle und mit Efeu umkränzt tanzten sie zu Musik, pflegten orgiastische Riten und die freie Liebe. Die Mädchen hießen Mainades (Mänaden), was sich von dem Wort *Mania* (griechisch: μανία) herleitet und so viel heißt wie Raserei oder Wahnsinn, wobei sie vielleicht, mutmaßen manche, nur Fantasiewesen waren – aufreizend posierend auf den Amphoren.

Im alten Rom hießen sie Bacchantinnen. Auch sie tanzten und feierten sich in eine ekstatische Raserei hinein, alles zu Ehren ihres Weingottes Bacchus. Sie waren auch nachweislich real, denn ihre rituellen Ausschweifungen, die sogenannten Bacchanalien, Fruchtbarkeitskulte mit Orgiencharakter, die jeweils im Frühjahr gefeiert wurden, mussten irgendwann wegen ausufernder Exzesse inklusive Gewalt bis zu Mord und Totschlag verboten werden, und das wurde natürlich aktenkundig.

Eines war jedenfalls klar: »Anständige« Frauen hatten in der antiken Weinwelt nichts zu sagen, sie kamen da gar nicht vor. Schon bei den Symposien der alten Griechen, den Gelagen mit den gelehrten Gesprächen, waren sie nicht zugelassen. Im antiken Rom soll es sogar schon der sagenhafte Gründerzwilling Romulus den Frauen bei Todesstrafe verboten haben, Wein zu trinken.

So war es auch möglich, wie der Geschichtsschreiber Velarius Maximus im ersten Jahrhundert nach Christus berichtete, dass ein gewisser Egnatius sogar seine Frau ungestraft mit einem Knüppel erschlagen durfte – einfach weil sie Wein getrunken hatte. »Denn eine Frau«, so befand der Historienautor, »die übermäßig Wein trinkt, schließt die Pforten ihrer Tugend und öffnet sie dem Laster.«

Geduldet waren die Frauen allenfalls im Service, nicht nur in den mediterranen Hochkulturen, sondern auch bei den Wikingern: »Tatsächlich«, schreibt Mark Forsyth in seiner »Geschichte der Trunkenheit«, »war das im Zeitalter der Wikinger die Rolle der Frau: das Servieren der Getränke.« Das ging offenbar so weit, dass das weibliche Wesen darauf reduziert wurde: Im Mittelalter waren die zu servierenden Getränke sogar Attribute der Frau; zu den verschiedenen »Arten weiblichen Beiwerks« zählten, wie in einem Handbuch für Dichtkunst aus dem 13. Jahrhundert festgehalten war, neben »Gold und edlen Steinen« auch »Bier, Wein« und alles andere, »was sie einschenkt oder serviert«.

Tatsächlich wäre es natürlich seit Langem angemessen gewesen, dass sie auch selbst zum Wein greift – der Gesundheit zuliebe,

Natalie Lumpp,
eine der bekanntesten und besten
Sommelières Deutschlands

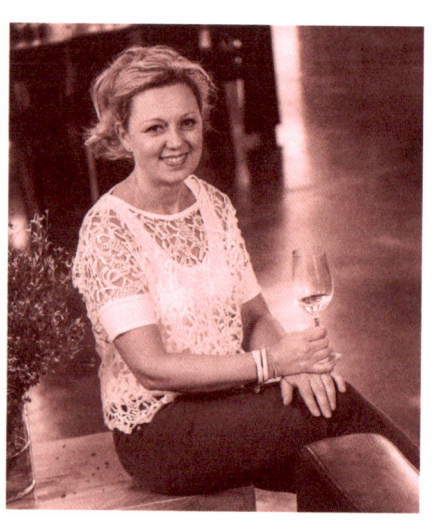

aber auch aus Genussgründen. Denn Frauen sind, rein physiologisch, hier im Vorteil, was natürlich evolutionäre Gründe hat. Für die Menschheit als Ganzes und ihren Fortbestand sind sie bekanntlich viel wichtiger als Männer, weshalb zur weiblichen Physis ganz besondere Fähigkeiten gehören, die ihnen auch beim Thema Wein eine bessere Ausgangsposition verschaffen, zum Beispiel bei der Wahrnehmung von Geschmacksnuancen.

So haben Untersuchungen der US-amerikanischen Yale University ergeben, dass Frauen mehr Geschmacksknospen auf der Zunge haben und mehr Neuronen in den Riechzentren im Hirn. Zentrale Erkenntnis: »Frauen sind häufiger Superschmecker.«

Klingt natürlich nicht nach Gleichstellung, sondern eher nach Besserstellung, Privilegierung, und das auch noch aus biologischen Gründen. Und so hatte sie sich gegen diese Erkenntnis »lange gewehrt«, sagt eine Frau, die auf diesem Feld zu den kompetentesten gehört. Schon lange hatte sie dieses Phänomen beobachtet und es jetzt, nach 30 Jahren Erfahrung, schließlich akzeptiert: »Es ist so, dass Frauen besser schmecken können.« Ihr Name: Natalie Lumpp. Sie zählt zu den renommiertesten Weinexpertinnen Deutschlands, ist Mitglied im bundesweiten Netzwerk »Frauen und Wein«, war Chef-Sommelière eines Drei-Sterne-Restaurants, betreibt in Baden-Baden eine Firma (Wein erleben!) und organisiert Weinseminare und Reisen. Darüber hinaus ist sie Weinberaterin, Kolumnistin und Autorin.

Ihr Fazit: »Insgesamt habe ich schon die Erfahrung gemacht, über die Jahre, dass die Frauen doch den besseren Geschmackssinn haben, dass der Mann im Restaurant oft sagt: ›Das soll meine Frau beurteilen.‹ Wenn es zum Beispiel darum geht, ob der Wein nach Kork schmeckt oder nicht.«

Und woran liegt das?

»Ich glaube, das liegt an der Evolution. Weil die Frauen früher auch kochen mussten. Sie waren ja dafür zuständig, also auch für den Geschmack, und so habe ich immer wieder die Erfahrung gemacht, dass die Frauen vielleicht noch ein bisschen besser verkosten können.«

Damit sie dem Kind nichts Schlechtes geben.

»Ich glaube, da ist was dran – das ist auch meine persönliche Erfahrung. Wenn man schwanger ist, hat man noch einen feineren Geruchs- und Geschmackssinn. Das war schon extrem, und das haben mir auch viele Winzerinnen bestätigt, die gesagt haben, boah, das knallt, da hast du noch mal viel mehr Geruchs- und Geschmackssinn.«

Beim Wein jetzt? Das wird in der Schwangerschaft ja nicht so empfohlen ...

»Den spucken die ja alle aus.«

Ach so, verstehe. Apropos Winzerinnen: Machen sie einen anderen Wein als ihre Brüder?

»Ich glaube schon. Oft spiegeln ja die Weine auch so ein bisschen die Persönlichkeit des Winzers wider. Es ist oft so, wenn man den Winzer zu dem Wein sieht, dass man denkt: Ja, das passt. Und ich habe schon den Eindruck, dass Frauen eher elegantere Weine machen.«

Tatsächlich? Das ist ja sexistisch!

»Ist aber so. Dass Frauen oftmals die feineren, eleganteren Weine haben und dass die Männer so nach dem Motto ›Baff-hier-bin-ich‹ eher so fette Weine machen.«

So die Wuchtbrummen ...

»... das ist eher Mann, und die Frauen machen eher feinere Weine ...«

... differenzierter, vielschichtiger ...

»Ja, glaub ich schon.«

Haben Sie Erfahrungen in Sachen Frauen, Wein und Gesundheit? Sind Weintrinkerinnen da besser dran?

»Weintrinker sind halt per se immer lebenslustigere Menschen. Mein Leitspruch ist ja schon seit über 20 Jahren: Menschen, die nicht genießen können, sind ungenießbar. Und das merkt man halt. Die Menschen, die gerne Wein genießen, sind in der Regel auch immer sympathisch. Das finde ich ja das Schöne an meinem Beruf, dass ich jeden Tag mit sehr sympathischen Menschen zusammenkomme. Das ist es, was mich immer fasziniert hatte.«

Ob der Wein die Menschen sympathischer macht, das ist natürlich eine ungeklärte Frage. Sicher ist, dass er die Stimmung hebt; das war ja in der Evolution der menschlichen Gattung schon ein ganz wesentlicher Gesichtspunkt, und wahrscheinlich wirken Menschen mit besserer Laune auch sympathischer. Sie kriegen übrigens auch weniger Depressionen, wenn sie Wein trinken. Ihr Risiko sinkt um genau 32 Prozent, wie die PREDIMED-Studie *(Prevencion con Dieta Mediterránea)* ergab, bei der spanische Wissenschaftler die Vorzüge der Mediterranen Ernährung untersucht hatten. Und weil Frauen eher zu Depressionen neigen, wie Mediziner glauben, ist für sie natürlich eine solche Vorbeugungsmaßnahme noch wichtiger.

Der Wein steigert aber nicht nur die Lebensfreude im Allgemeinen, sondern auch die Lust im Besonderen – die Libido, das Verlangen nach Sex. Das hat wiederum eine italienische Studie ergeben. »Verführerischer Rotwein«, so schwärmten schon die Schlagzeilen, »Rotwein soll tatsächlich die Lust auf Sex steigern.«

»Faszinierend«, so kommentierten Kollegen, sei das, was die Forschenden unter der Leitung von Professorin Nicola Mondaini vom Krankenhaus Santa Maria Annunziata in Florenz herausgefunden hatten. Für ihre Untersuchung hatten sie 789 Frauen aus dem Chianti-Gebiet in der Toskana befragt, die zwischen 18 und 50 Jahre alt waren und sich nicht über sexuelle Störungen beschwert hatten. Sie teilten die Teilnehmer in drei Gruppen ein: zum einen die Abstinenzlerinnen, die gar keinen Alkohol trinken, dann jene, die gelegentlich trinken, und schließlich die, die täglich mindestens zwei Gläser Wein, Bier oder Spirituosen konsumieren.

Das Ergebnis: Die Frauen, die angaben, pro Tag ein bis zwei Gläser Rotwein zu trinken, lagen hinsichtlich des Lustempfindens um zwei Punkte vor denjenigen, die anderen Alkohol bevorzugten, und sogar vier Punkte vor den Abstinenzlerinnen.

Das lag aber interessanterweise nicht am Alkohol, der alle Hemmungen fallen lässt, sondern an ganz anderen Bestandteilen des Weins, die offenbar für eine bessere körperliche Durchblutung sorgen – insbesondere der erogenen Zonen – und die darüber hinaus auch dafür verantwortlich sein sollen, dass generell die Stimmung steigt: Es sind die sogenannten Polyphenole, die im Übrigen auch für viele andere wundersame Wirkungen des Weins verantwortlich sind.

Diese besonderen Bestandteile des Weins kommen natürlich auch den Männern zugute, etwa der Farbstoff Quercetin im Rotwein, der bei ihnen offenbar die Ausschüttung des Sexualhormons Testosteron fördert und damit die Libido ankurbelt. Die toskanischen Forscher mit Professorin Mondaini an der Spitze haben bei passionierten Rotweinfreunden sogar einen doppelt so hohen Testosteronwert gemessen wie bei Bierfans. Diese positive Wirkung gilt aber tatsächlich nur für die ersten beiden Gläser, vielleicht auch etwas mehr. Wenn es zu viel wird, dann schlägt das auf die Lust und die Libido und bei Männern ebenso wie bei den Frauen.

Gefährlich ist es aber auch, zu wenig zu trinken, und das vor allem bei Frauen. Dies gilt nicht nur bezüglich der Libido, der Laune, sondern auch im Hinblick auf die Lebensdauer, denn gerade beim Anti-Aging ist regelmäßiger Weingenuss für sie besonders wichtig. Wobei sich viele Frauen aber meist überhaupt nicht bewusst sind, dass sie ihrer Gesundheit schaden, wenn sie auf Wein verzichten, und sich damit sogar um wertvolle Lebenszeit bringen – und zwar mehr noch als die Männer, wie bei einer Harvard-Studie im Jahr 2020 herauskam. Ein Team von amerikanischen, schweizerischen, holländischen und chinesischen Forschern hatte eine Fülle von Daten aus mehreren Jahrzehnten nach allen Regeln der medizinischen Statistik durchkämmt, und heraus kam, dass es zwar schön und gut ist, wenn die Menschen sich gesund ernähren, regelmäßig Sport treiben, nicht rauchen und nicht zu dick sind, und dies das Leben auch verlängert, bei Männern um 8,8 Jahre und bei Frauen um 9,5 Jahre. Doch da geht noch mehr, und die Frauen können ihren Vorsprung sogar ausbauen, wenn noch etwas hinzukommt: der Genuss von Alkohol, am besten natürlich Wein. Der bringt den Männern auch ein gewisses Plus von 292 Tagen, also nicht einmal zehn Monaten, den Frauen aber drei volle Jahre, und zwar bei guter Gesundheit – also echte Bonusjahre. Auch die krankheitsverhindernden Potenziale des Weins sind für Frauen noch eindrucksvoller: So kann maßvoller Alkoholkonsum das Risiko für bestimmte Herzkrankheiten bei Frauen um bis zu 60 Prozent senken, bei Männern sind es nur um die 50 Prozent.

Das Risiko für einen Schlaganfall sank bei den Frauen im Rahmen dieser Studie um 15 Prozent, für den Plötzlichen Herztod um 36 Prozent und für die Zuckerkrankheit Diabetes sogar um 40 Prozent, verglichen mit notorischen Abstinenzlerinnen. In der

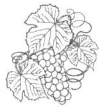

Nurses' Health Study hatten die Krankenschwestern sogar weniger Gallensteine, wenn sie regelmäßig ein bisschen Alkohol trinken – am besten an sieben Tagen in der Woche und am allerbesten natürlich Wein, das klassische Gesundheitselixier für Frauen, das bei ihnen zumeist deutlich besser wirkt als andere alkoholische Getränke.

Das zeigt sich auch bei speziell weiblichen Problemen, die sich im Laufe des Lebens einstellen können. Zum Beispiel bei der Stabilität der Knochen. Aus hormonellen Gründen neigen Frauen nach den Wechseljahren bekanntlich zu Knochenschwäche (Osteoporose), die schließlich zu einer dauerhaft gebückten Haltung (Witwenbuckel) und einem erhöhten Bruchrisiko führen kann. Täglicher Weinkonsum kann sie davor schützen. Er sorgt nachweislich dafür, dass die Knochenmasse langsamer abgebaut wird. Der menschliche Körper ist ja überraschenderweise ständig damit beschäftigt, sich zu erneuern – sogar die Knochen. Dabei werden alte Knochenstücke abgebaut, aufgelöst, im Blut abtransportiert und neue Knochen gebildet.

In den Wechseljahren werden dann die alten Knochen in zunehmendem Maße aufgelöst; es schwimmen immer mehr Reste davon im Blut und, sagt die Professorin Urszula Iwaniec von der Oregon State University, »die Bildung von neuem Knochen hält nicht mit dem Abbau Schritt«. Der Wein greift in diesen Prozess ein, wie sie mit ihrer Forschergruppe im Jahr 2012 im Journal *Menopause* nachgewiesen hatte. Die Forscherin Iwaniec wollte mit ihren Kollegen herausfinden, wie sich der Knochenabbau unter Einfluss von Weingenuss entwickelt. Sie nahmen also regelmäßig Blutproben, um sie auf solche Abbauprodukte der Knochen zu untersuchen, als Zeugen (Marker) für den Abbau.

Zunächst nahmen sie Blutproben von Frauen, die regelmäßig Alkohol konsumiert hatten (die meisten Wein). Dann sollten sie damit aufhören und zwei Wochen lang keinen Alkohol trinken.

Anschließend wurden wieder Blutproben entnommen und untersucht. Und siehe da: Nachdem die Frauen aufgehört hatten zu trinken, schwammen weitaus mehr Knochenreste im Blut. Die Menge der aufgelösten Knochenmasse in den Proben war in dieser Abstinenzphase »signifikant höher«, erklärt Studienleiterin Iwaniec. »Das deutet darauf hin, dass mehr Knochen abgebaut wird.«

Sobald die Frauen aber wieder ihre gewohnte Dosis Wein konsumierten, stabilisierte sich ihr Skelett wieder, und zwar innerhalb von 12 bis 14 Stunden – auf dem Niveau vor der knochenschädlichen Abstinenz. Das aber bedeutet: Aus Knochenschutzgründen darf der Weingenuss nicht nachlassen, sonst geht der Abbau sofort weiter. Wenn die Frauen indessen beständig ihre acht bis 28 Gramm Alkohol am Tag einnehmen – am besten in Form von Wein, etwa bis zu einem Viertelliter –, dann bleiben die Knochen unversehrt und vor Auflösung und Abbau geschützt.

Nicht so gut sind Bier und Spirituosen, wie die britische Professorin Susan Fairweather-Tait von der Universität von East Anglia in Norwich bei englischen Zwillingen herausfand, die nicht mehr ganz jung waren, alle jenseits der Wechseljahre – insgesamt waren es über 2000 Frauen. Auch die übliche »traditionelle englische Ernährung des 20. Jahrhunderts« schadete den Knochen, und als völlig nutzlos erwiesen sich die vermeintlich gesunden Produkte aus der Drogerie und Apotheke, die die Knochen eigentlich stärken sollten. Die »Zufuhr von Kalzium, Vitamin D und Protein standen in keinem Zusammenhang« mit der Knochenstärke.

Wichtig ist der Wein für Frauen auch in einem Bereich, in dem Alkohol eigentlich eher als Risikosubstanz gilt: bei der kognitiven Performance, der Gedächtnisleistung und dem Schutz vor Abbau im Alter – der Vorbeugung gegen Demenzkrankheiten wie etwa Alzheimer. Zwar gilt auch hier wie immer und überall: Alkohol im Übermaß zerstört die grauen Zellen. Aber: Maßvoller Genuss, vor allem von Wein, schützt sie – und zwar vor allem bei Frauen.

Mittlerweile haben das sehr viele Untersuchungen gezeigt, unter anderem die *Nurses' Health Study*. Auch hier bauten die Abstinenzlerinnen im Alter geistig mehr und schneller ab als die Kolleginnen, die sich ein bisschen Alkohol gönnten.

Dass in der Disziplin geistige Fitness der Rotwein für Frauen noch wichtiger ist als für Männer, kam bei einer Untersuchung in den Niederlanden heraus, in der 60 000 Einwohner zählenden Stadt Doetinchem im östlichen Landesteil, nicht weit von der deutschen Grenze. Nur knapp 20 Kilometer sind es bis nach Emmerich am Rhein. Und auch die Auswertung dieser Daten zeigte die ausgeprägte Schutzwirkung von Syrah und Cabernet Sauvignon, Pinot Noir und Chianti für das weibliche Gehirn: Denn, so das Fazit der Forscher, »nur ein (maßvoller) Rotweinkonsum« schützt das Gehirn »konsistent«, also nachweislich und deutlich.

Bei den Männern lautete der Befund: »kein Zusammenhang«. Anders bei den weiblichen Einwohnern von Doetinchem: Geistig am fittesten blieben unter ihnen jene, die etwa ein Viertel Rotwein am Tag tranken.

Der Wein in dieser Dosis schützt übrigens vor intellektuellem Abbau in mehreren Dimensionen: bei der kognitiven Leistungsfähigkeit insgesamt, beim Gedächtnis, also der Speicherungsfähigkeit, und bei der Flexibilität im Denken. Obwohl eine Überdosis natürlich allen auf den Geist schlägt – unabhängig vom Geschlecht – und Frauen weniger vertragen, der gesundheitsförderliche Korridor für sie also noch enger ist, war die schützende Dosis für die geistige Performance bei manchen Untersuchungen erstaunlich hoch, zum Beispiel bei jener italienischen Studie der Katholischen Universität Rom, der zufolge sogar eine halbe Flasche am Tag noch den geistigen Abbau bremst.

Die Studie enthielt aber auch den obligatorischen Warnhinweis: »Alkoholmissbrauch« ist mit erhöhten Raten »kognitiver Funktionsstörungen bei älteren Probanden verbunden«. Denn prinzi-

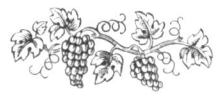

piell steigt das Risiko bekanntlich mit der Dosis. Und die wirksamen Mengen sind bei den jeweiligen Studien tatsächlich ganz unterschiedlich. Entsprechend schwierig ist es für die Mediziner, hier Empfehlungen abzugeben. Es geht ja im echten Leben nicht nur um eine einzige Krankheit, die es zu vermeiden gilt, sondern um viele. Und eine Dosis, die in der einen Studie für die dort untersuchte Krankheit als wirksame Vorbeugungsmaßnahme gilt, kann bei einer anderen die Gefahr erhöhen.

Besonders sensibel ist das Thema natürlich bei schlimmen Krankheiten wie etwa Krebs, wo Alkohol in vielen Fällen das Risiko schon bei geringen Mengen erhöhen kann. Doch selbst da gibt es neuerdings schon Hinweise, dass Wein in manchen Fällen vorbeugend wirken könnte und selbst nach einer Diagnose noch den Verlauf positiv beeinflusst – und zwar in relativ hoher Dosis.

So ist das etwa beim sogenannten epithelialen Eierstockkrebs, auch Ovarialkarzinom genannt. Hier war einer amerikanischen Studie zufolge die positive Wirkung des Weins ausgeprägter, wenn die Frauen früher mit dem Konsum begonnen hatten – was in diesem Fall hieß: vor dem fünfzigsten Lebensjahr – und die Dosis nicht ganz gering war. Das Risiko nahm mit »zunehmendem kumulativen Konsum von Weinen ab«, konstatierten die Forscher um die Epidemiologin Linda S. Cook von der University of New Mexico in Albuquerque 2016 im *Journal Gynecologic Oncology*. Bei jenen, die Schnaps und Whisky tranken, gab es keinen Zusammenhang mit dem Krebsrisiko, und bei Bier stieg es sogar leicht an.

Das Problem ist nur: Diese Art von Krebs ist sehr selten, viel häufiger aber der Brustkrebs, und da ist eine »erhöhte« Gefahr schon »für geringe Mengen« nachgewiesen, wie die deutsche *ÄrzteZeitung* schrieb, was die Entscheidung natürlich nicht so leicht macht, aus Vorbeugungsgründen lieber noch eine Flasche aufzumachen.

Was also rät der Arzt, oder was sollte er raten?

Diese Frage hatte die *ÄrzteZeitung* sorgfältig untersucht und kam zu dem Schluss, dass es im Kern ja darum geht, wer länger lebt und wer nicht. Und da sei es unterm Strich nach derzeitiger Datenlage ganz klar: »Frauen, die es mit dem Alkohol nicht übertreiben, leben im Schnitt länger als Abstinenzler oder Vieltrinker.« Und das bedeutet: Am besten für ein langes Leben sind nach aktueller Erkenntnislage bei Frauen 24 bis 34 Gramm Alkohol am Tag – also ein Viertelliter Wein am Tag oder auch ein bisschen mehr. Diese Dosis liegt allerdings, räumt – selbst ein bisschen überrascht – die *ÄrzteZeitung* ein, »deutlich über den als unbedenklich geltenden Höchstmengen«.

Das ist nun ein gewisses Problem: Wer sich also nach den geltenden Empfehlungen richtet, läuft Gefahr, zu wenig zu trinken, damit der eigenen Gesundheit zu schaden und sogar sein Leben zu verkürzen. Und nicht nur das. Es könnte sogar sein, dass das auch noch auf Kosten der eigenen Schönheit geht und unter anderem zu Falten führt. Das ist zwar kein richtiges Gesundheitsrisiko, aber auch nicht gerade das, was sich Frauen wünschen – und im Übrigen auch Männer. Die fürchten sich zudem vor kahlen Stellen auf dem Kopf.

Und auch da kann sich der maßvolle Weingenuss positiv auswirken – jedenfalls im Rahmen der jeweils eigenen Möglichkeiten. Die Datenlage ist hier natürlich nicht besonders üppig, schließlich ist die Schönheit nicht das Allerwichtigste im Leben, und die meisten Mediziner haben sich mit wichtigeren Themen beschäftigt als zum Beispiel mit Frisurfragen. Doch wenn es auch nicht gerade zu den großen globalen Problemen gehört: Für die Betroffenen ist es natürlich ein Drama, wenn immer mehr Haare im Waschbecken landen. Und das ist es, was Alkoholverächter riskieren: eine Glatze oder wenigstens einen deutlich gelichteten Schopf. Denn tatsächlich haben sich Forscher diesem Thema gewidmet, Haare gezählt und mit der Lebensweise verglichen, und

ihre Bilanz fiel ganz eindeutig aus – zum Nachteil der Niemals-
trinker. Denn: »Alkoholabstinenz war signifikant mit einer erhöhten Haarausdünnung verbunden.« Das war bei Männern so
und bei Frauen ebenfalls – wobei mehr als vier Drinks pro Woche
ebenfalls für Haarschwund sorgten wie übrigens auch allzu ex-
zessive Sportaktivitäten.

Verantwortlich ist vermutlich eine Substanz, die sich vor allem
im Rotwein findet und die sogenannten Haarfollikel stabilisiert, die Durchblutung fördert und so die Haarstruktur verbessern und sogar natürlichen Glanz und Geschmeidigkeit erhalten
könnte. Es ist eine Substanz, die eine ganz zentrale Rolle spielt bei
der Frage nach den Gesundheitswirkungen des Weins, vor allem
beim Anti-Aging, und vielleicht könnte sie auch dazu beitragen,
dass die Haut länger glatt und makellos bleibt.

Diese Substanz lässt bei Forschern sogar die Hoffnung keimen,
bei einem Thema hilfreich zu sein, das einerseits eine subjektive
Schönheitsangelegenheit ist, andererseits aber ein globales Ge-
sundheitsproblem. Denn sie kann offenbar die ungeliebten Pölsterchen bekämpfen, nicht nur in der Körpermitte; sie wirkt sogar
wie eine Fastenkur (im Fachjargon: *Caloric Restriction*, Kalorien-
beschränkung), was in der globalen Medizinergemeinde als so etwas wie ein Allheilmittel gilt.

Vielleicht ist diese Substanz also mitverantwortlich dafür,
wenn bei Rotweingenießerinnen die Waage im Badezimmer weniger ausschlägt, wie eine Langzeituntersuchung aus Boston gezeigt hat. Der Rotwein scheint im Übrigen sogar gut für die Taille
zu sein. – Und auch hier könnte wieder jene Substanz ihren Beitrag leisten, die aus dem Rotwein stammt. Sie kann offenbar verhindern, dass sich Fettzellen bilden – also ein großes Hoffnungs-
thema für die Menschheit, übrigens auch für die Männer, denn
sie soll dafür verantwortlich sein, dass Weintrinker ihr Risiko für
Prostatakrebs halbieren können.

Die Substanz zählt deshalb zu den Lieblingsthemen der weltweiten Forschergemeinde – und auch der Pharmakonzerne, die viel Geld in die Forschung pumpen, weil sie auf Milliardenprofite durch neue Pillen hoffen. Damit ist es zwar bisher nichts geworden, aber immerhin haben die Forscher dadurch neue Erklärungen gefunden für viele der zum Teil verblüffenden Gesundheitswirkungen des Weins.

Die Substanz ist so etwas wie eine Selbstschutzwaffe der Natur, dabei aber nur eines der vielen Gesundheitsgeheimnisse des Weins, die mit jedem Schluck ihre Wirkung entfalten – und sie hat übrigens mit den braunen Flecken auf den Blättern der Reben zu tun.

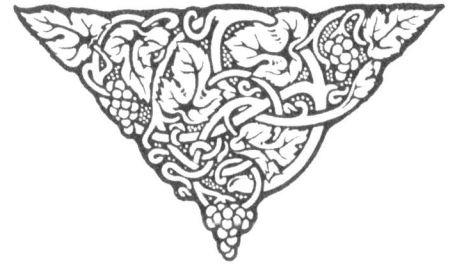

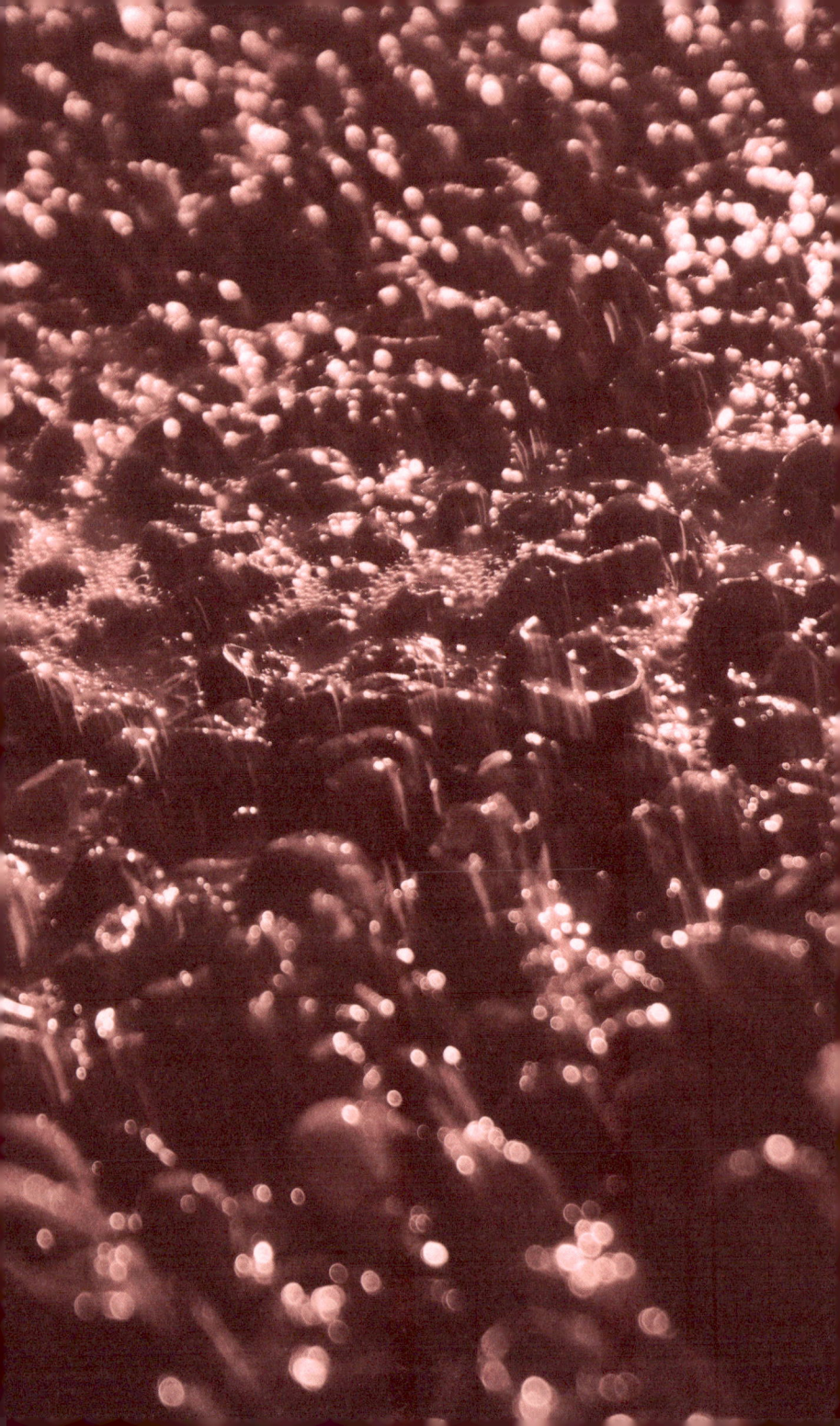

Unglaubliches Spektrum

Über 1000 Stoffe entfalten im Wein ihre Wirkung

/ Der Wein als Apotheke: Wirkstoffe wie in echter Arznei / Was die
Abwehrtruppen auf Trab bringt / Die geheimnisvolle Substanz R /
Die Falten von innen glätten – mit der Kraft des Rieslings

*Jetzt im Winter ist die Zeit der Verwandlung. Unten im Keller
herrscht eine seltsam sakrale Stimmung, was an den Lichterketten
liegen mag, die für feierliche Illumination sorgen, und sicher auch
an der Musik. Gerade singt der italienische Startenor Luciano Pa-
varotti. Manchmal erklingen aber auch gregorianische Choräle,
sagt der Winzer, der sich hinten zwischen den Fässern aufgebaut
hat, die da stehen wie monumentale Orgelpfeifen. Ein bisschen
wirkt der Keller aber auch wie eine Alchimistenküche, mit einem
großen Glaskolben, der da neben den Laborberichten liegt: Zucker,
Alkohol, Inhaltsstoffe – das Protokoll einer Transformation, die immer noch magisch wirkt. Ich spüre sie, wenn ich diesen Hexenbe-
sen – nein, kleiner Scherz – den hölzernen Rechen nehme, den mir
der Winzer reicht, und in den großen Behältern, die wie überdi-
mensionale 1000-Liter-Badewannen aussehen, wie mit einem Ruder durch die dunkel glänzende Melange fahre aus Saft, Stängeln,
Schalen, Kernen. Bei jedem Ruderschlag kommt mir ein Fauchen
entgegen; Blasen steigen auf, es riecht intensiv, ein befremdlicher
und zugleich angenehmer Duft steigt mir in die Nase. Die Melange
lebt ganz offenkundig, und es wird einiges an Kraft frei, wenn aus
ordinärem Saft – aus Beeren, Schalen, Stängeln und Kernen – der
Göttertrank wird mit seinen wundersamen Wirkungen, die auch
den Menschen seinerseits verwandeln können.*

Es sah ja lange so aus, als ob himmlische Mächte am Werk seien, wenn dieser Göttertrank mit seinen heilsamen Kräften entsteht. Dabei sind es ganz diesseitige Akteure, der Mensch zum Beispiel – der Winzer oder die Kellermeisterin – und auch ganz winzige, unscheinbare Wesen der Gattung *Saccharomyces*, jene Hefepilze, die den Zucker in Alkohol verwandeln. Der Alkohol ist aber nicht der wichtigste und schon gar nicht der einzige Wirkstoff, schließlich kann der Wein nicht nur zu Rausch und Kater führen, sondern auch zu Gesundheit und Wohlergehen, und dafür sind vor allem nichtalkoholische Bestandteile verantwortlich, die in diesem Prozess der alkoholischen Gärung auch entstehen. Sie sind es, die den Wein um so viel wirksamer machen als Bier, Schnaps oder übrigens auch Traubensaft, denn der wird ja verwandelt, und daraus erwachsen ganz neue, medizinisch wirksame Substanzen, von denen manche schon in traditionellen Medikamenten ihre Fähigkeiten unter Beweis gestellt hatten – und andere sogar in modernen Arzneien aus der Apotheke.

Die Pharmakonzerne haben natürlich das Potenzial erkannt, das in diesem traditionellen Zaubertrank verborgen ist. Sie arbeiten mit Hochdruck daran, die Gesundheitsgeheimnisse des Weins zu entschlüsseln – auf der Suche nach neuen Wunderpillen, Multimilliarden-Blockbustern, die es zwar bisher nicht gibt, aber dafür immer mehr harte wissenschaftliche Erklärungen der Wirksubstanzen im Wein, die irdische Basis sozusagen für die Gesundheitseffekte des Göttertranks. Wie zum Beispiel jene Substanz, die mit den braunen Flecken auf den Blättern zu tun hat. In sie hatten die Konzerne große Hoffnungen gesetzt, und auch die mit ihnen geschäftlich verbundenen Forscher, wie jener Professor mit dem »Lausbubengesicht«, den die *Süddeutsche Zeitung* so anhimmelte – der Starforscher, der groß herauskam, dank des Wunderstoffs, dem er, zum Schutz seiner Geschäftsgeheimnisse, einen Codenamen gegeben hatte: Substanz R.

Abwehrkräfte der Natur:
Was dem Wein gegen Pilzattacken hilft,
stärkt auch den Menschen

Es hat sich schließlich gelohnt, jedenfalls für ihn, den nicht nur die
Medien umschwärmen, sondern
auch die Investoren, weil sie auf
seine Versprechungen vertrau-
en. Schließlich umweht ihn so
eine halbgöttliche Aura; er operiert sozusagen im Forschungs-
olymp, wie schon an seinem weißen Kittel zu erkennen ist, in dem
er sich gern fotografieren lässt,
auf der Brusttasche eine Sticke-

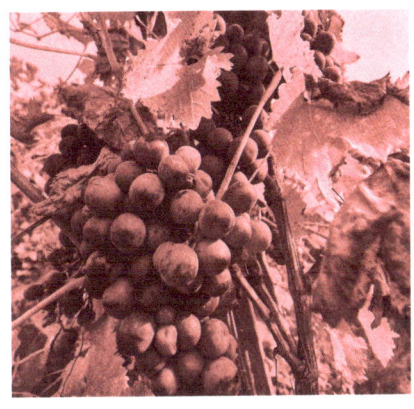

rei mit dem Logo der berühmtesten Universität der Welt: Harvard.

Und seine Visionen sind viel wert: 720 Millionen Dollar gab
es für die Firma, die er zusammen mit anderen gegründet hatte,
und wenn es auch mit der Pille für die ewige Jugend nichts geworden ist und die Firma bald wieder aufgelöst wurde, hat es sich für
den geschäftstüchtigen Professor, der übrigens David A. Sinclair
heißt, dennoch gelohnt. Ebenso für die Weinfreunde in aller Welt,
denn für sie gibt es jetzt immer mehr wissenschaftlich abgesicher-
te Gründe, sich noch ein Glas einzuschenken.

Mehr als zehntausend Studien gibt es allein zur Substanz R –
und damit über bisher unerkannte Wirkmechanismen des Weins.
Die Substanz heißt: Resveratrol. Zum ersten Mal isoliert wurde
sie 1939 aus der weißen Nieswurz *(Veratrum grandiflorum),* einer
Heilpflanze, die traditionell gegen Gelbsucht, Malaria, Durchfall
und Kopfschmerzen eingesetzt wurde. 1976 wurde der Wirkstoff
in Weintrauben nachgewiesen, darüber hinaus auch in Himbeeren, Heidelbeeren, Pflaumen sowie Erdnüssen.

Die wichtigste Aufnahmequelle aber ist der Wein, und als
dann immer mehr gesundheitliche Wirkungen dieser Substanz
entdeckt wurden, und dass sie sogar dafür verantwortlich sein

könnte, wenn die Menschen in klassischen Weinländern gesündere Herzen haben als anderswo, da begann der weltweite »Hype um Resveratrol«, wie Sabine und Ralf Weiskirchen es nennen, ein Wissenschaftlerpaar von der Universitätsklinik der Rheinisch-Westfälischen Technischen Hochschule (RWTH) in Aachen.

Die beiden haben untersucht, was da dran ist, und sie haben darüber in einem sehr erhellenden Aufsatz berichtet, der in der Zeitschrift der US-amerikanischen Ernährungsgesellschaft erschienen ist, unter dem Titel »Resveratrol: Wie viel Wein müssen Sie trinken, um gesund zu bleiben?« *(Resveratrol: How Much Wine Do You Have to Drink to Stay Healthy?).*

Die Frage ist natürlich auch: Welchen Wein? Denn diese Substanz ist zwar sehr prominent und auch nachweislich wirkmächtig, und doch ist sie nur eine von vielen, die ihre Wirkung entfalten in einem Chardonnay und einem Pinot Grigio, in Burgunder und Barolo, in Syrah und Zinfandel. Insgesamt sollen es über 1000 Stoffe sein, die im Wein stecken. Von manchen gibt es mehr im roten, von anderen mehr im weißen, wobei den größten Anteil ein maximal unspektakulärer, aber sehr bedeutsamer Stoff hat, der lange der wichtigste war, auch für den menschlichen Organismus, denn ohne diesen kann er nicht existieren. Es ist: Wasser.

80 bis 85 Prozent des Weins sind pures H_2O. Und in früheren Zeiten war dieser Inhaltsstoff sogar der begehrteste, weil Krankheitserreger überall in Brunnen, Flüssen und Seen – also praktisch in jedem Tropfen – lauerten, und da war Wein wie auch Bier eine saubere Alternative, die sicherste Art der Flüssigkeitsaufnahme.

Mehr Aufmerksamkeit findet ein anderer Inhaltsstoff, der bei den Experten einen Alarmzustand auslöst und übrigens auch im Körper selbst, wobei es sich anfangs eigentlich ganz angenehm anfühlt. Die Stimmung steigt, wenn Wohlbefinden aufkommt; es stellt sich auch eine gewisse Lässigkeit ein, Erheiterung, ja fast

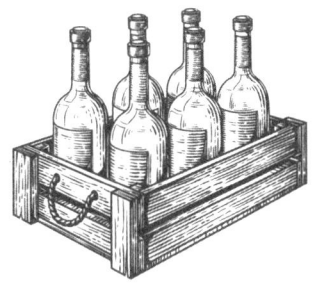

Entrückung. Die Widrigkeiten der Welt erscheinen in einem milderen Licht, und das teilweise sogar zu Recht, denn es ist ein Zeichen, dass der Körper schon den Kampf dagegen aufgenommen hat.

Verantwortlich ist: der Alkohol, auch Ethylalkohol genannt – Fachbegriff: Äthanol oder gemäß internationaler Schreibweise Ethanol, chemische Summenformel: C_2H_6O. Die Experten betrachten ihn als schlimmes Gift – völlig zu Recht. Sogar der Körper sieht das so; er zieht seine Konsequenzen und schaltet, wo immer er ihn trifft, auf Attacke und organisiert seine Abwehrtruppen. Dafür hat er ja schließlich seine Alarmpläne und Befehlsketten, die Kampf- und Reparaturprogramme hochfahren. Und er zielt damit zum Beispiel ganz direkt auf Krankheitserreger, was eines seiner Erfolgsgeheimnisse war über Jahrtausende, als es noch keine Antibiotika und Desinfektionsmittel gab und dafür der Wein zum Einsatz kam.

Mittlerweile haben die Forscher die Abläufe hinter den Kulissen detailliert durchleuchtet, dieses geniale Zusammenspiel zwischen dem Wein und den Körpersystemen, die der Krankheitsabwehr dienen, und das in der modernen Medizin als zentraler Mechanismus betrachtet wird, mit dem der Organismus seine Gesundheit sichert.

Der Alkohol hilft dabei, denn ein bisschen Gift regt den Körper an, seine Abwehr zu trainieren, sie auf *Stand-by* zu halten – jederzeit zum Abwehrschlag bereit. Das Fachwort dafür lautet Hormesis, ein griechischer Begriff, der so viel wie »Anregung, Anstoß« bedeutet. Und während der Mensch so langsam die Wirkungen spürt, mit den anderen am Tisch in ein angeregtes Gespräch sich vertieft, noch mal zum Wohl mit dem Glas anstößt,

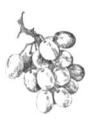

arbeitet der Alkohol genau daran; er gibt auf seiner Wanderung durch den Körper viele Anstöße, um das Befinden zu verbessern. Weil er ja schließlich ein Gift ist, aktiviert er überall die Sensoren der Abwehr – schon bei den Vorposten im Mund, auf der Zunge, wo er auf Rezeptoren trifft, die sozusagen als Wachposten installiert wurden und melden müssen, mit welchen Eindringlingen da zu rechnen ist.

Der Alkohol aktiviert da nicht nur einen Bitterrezeptor namens hTAS2R16, der gleichsam als Alarmmelder fungiert, weil bitter ein Indiz ist für Gift, etwa in Pilzen. Zugleich aber dockt er auch an einen Süßrezeptor namens T1R3 an, der üblicherweise bei Früchten anschlägt und der Zentrale im Hirn von der Harmlosigkeit hereindrängender Himbeeren und Erdbeeren, Mangos und Papayas berichtet.

Ein widersprüchliches Lagebild also, das da im Gehirn ankommt – und die Abwehrtruppen nicht sogleich marschieren lässt, sondern eher in eine Habtachtstellung versetzt, Wachsamkeit auslöst und die jederzeitige Fähigkeit loszuschlagen. Und auf jeden Fall wird schon mal das Arsenal durchgecheckt; es wird überprüft, ob alle Kanonen vollzählig vorhanden und intakt sind.

So geht das weiter auf der Reise durch den Körper, durch die Speiseröhre in den Magen, die Leber, den Darm, ins Blut. Dort beteiligt sich der Alkohol zum Beispiel an Schutz- und Säuberungsaktionen und verbessert die Cholesterinwerte; er hilft mit, die Bildung von Klümpchen und Plättchen zu verringern, erweitert die Adern, verhindert Verstopfung, senkt den Druck, schützt das Herz, verbessert den Kreislauf und beugt so einem Herzinfarkt und einem Schlaganfall vor.

Und wenn der Alkohol schließlich sogar über die Blut-Hirn-Schranke ins Gehirn gelangt, dann kann er dort für dramatische Verwicklungen sorgen, vor denen uns die Medien immer warnen: Er kann den grauen Zellen schaden, zu Depressionen und zu

geistiger Minderleistung bis hin zu Morbus Alzheimer führen –
in chronischer Überdosis jedenfalls, darunter aber sorgt er für
Erheiterung und Entspannung und kann sogar die geistige Leistungsfähigkeit steigern.

Der Alkohol wirkt aber nicht nur als Gift, sondern auch als Lö-
sungsmittel und mithin als Transporter; er erleichtert die Aufnahme von anderen gesunden Inhaltsstoffen, mit denen viele
Weinfreunde in ihrem Lieblingsgetränk eigentlich gar nicht rechnen würden, zum Beispiel Vitamine, Mineralstoffe und Spuren-
elemente.

Wenn all die Inhaltsstoffe draufstünden, die im Wein drin
sind, klänge es so gesund wie eine Müslipackung: Vitamine B1,
B2, B3, B5, B6, Vitamin C, Kupfer, Zink, Kalium, Natrium, Ma-
gnesium, Kalzium, Mangan, Phosphor und Eisen, das ja für Intelligenz und Geistesleistung verantwortlich sein soll. Davon enthält der Wein überraschenderweise sogar mehr als der Salat, der
ja weithin als Inbegriff des Gesunden gilt; der hat davon jedoch
nur 350 Mikrogramm, Weißwein hingegen 600 Mikrogramm
und Rotwein sogar 850 – jeweils pro 100 Gramm.

Der Wein ist also ein wahres Nährstoffpaket, besser als jedes
aus der Drogerie oder Apotheke, und er enthält dazu auch noch
Wirkstoffe wie echte, rezeptpflichtige Medikamente, die zum Beispiel den Blutdruck senken können, die enthalten sind in Produkten von Pharmakonzernen wie AstraZeneca, Pfizer, Sandoz
und Sanofi-Aventis, die unter Namen verkauft werden wie *Acer-
comp®, Accupro®, Arelix®, Captosol®* oder einfach als *ACE-Hemmer-
ratiopharm®* – bezeichnet nach ihrer medizinischen Wirkung.

Und diese ACE-Hemmer (Agiotensin-Converting-Enzym-
Hemmer) sind tatsächlich auch im Wein enthalten; sie greifen in
den Mechanismus ein, der den Blutdruck im Körper regelt, und
könnten damit eine Erklärung sein, weswegen Weintrinker in Sachen Herz-Kreislauf oft besser dran sind. Entdeckt wurden sie

Mitte des 20. Jahrhunderts in Schlangengift. Sie kommen aber auch in Lebensmitteln wie Soja, Milch, Fisch, Fleisch und Ei vor. Im Wein wirken die ACE-Hemmer ebenfalls, schon seit es ihn gibt. Gewusst hat das allerdings lange niemand, bis sie auch dort entdeckt wurden – allerdings erst im Jahr 1999 durch die japanischen Wissenschaftler Tsutomu Takayanagi und Koki Yokotsuka, in zwei Rotweinen und vier Weißweinen, wobei die Rotweine eine größere ACE-Wirkung zeigten als Weißweine.

Zu den wichtigsten Inhaltsstoffen des Weins zählt aber wohl eine Gruppe von jenen Substanzen, deren Bedeutung die Wissenschaft ebenfalls erst seit einigen Jahren erfasst hat: die Polyphenole. Es sind Substanzen mit wahrhaft universeller Wirkung für die Gesundheit – so wichtig, dass US-Mediziner schon die Frage stellten: »Ist es an der Zeit, unseren Patienten Rotwein zu verschreiben?« (»Polyphenols are medicine: Is it time to prescribe red wine for our patients?«) Sie sind zwar auch in anderen Lebensmitteln enthalten, am meisten davon liefert aber der Wein.

Er ist deshalb auch eine der Hauptquellen für die Aufnahme von diesen Polyphenolen, von denen es insgesamt mehrere Hundert geben soll, und kaum irgendwo sind so viele enthalten wie im Wein, im weißen sind es rund 4000, im roten bis zu 7000 Milligramm pro Liter. Wer täglich zwei Gläser (0,3 Liter) von einem solchen Spitzenrotwein trinkt, müsste über ein Kilo Grünkohl oder eineinhalb Kilo Äpfel oder ein halbes Pfund Schwarze Johannisbeeren essen, um die gleiche Menge aufzunehmen – und das jeden Tag.

Kein Wunder, dass Weinfreunde den größten Teil ihres Polyphenolbedarfs über ihr Lieblingsgetränk decken – und so weitaus mehr davon aufnehmen als die meisten Abstinenzler. Es sind Stoffe, die für Geschmack sorgen, für Farbe und Haltbarkeit, sie dienen aber auch als Schutzstoffe der Traube gegen Fressfeinde oder Krankheiten. Auch sie sind also Gifte, die für Abwehrmaß-

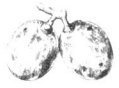

nahmen zuständig sind – in Pflanzen, aber auch im menschlichen Körper.

Forscher in aller Welt haben eine Vielzahl von medizinischen Wirkungen dieser Schutzstoffe entdeckt. Das beginnt schon bei den Zähnen; Polyphenole sollen Beläge verhindern und Karies, weil sie antibakteriell wirken. Darüber hinaus bekämpfen sie auch gefürchtete Krankheitserreger, sogar solche, gegen die Antibiotika oft nicht mehr helfen, weshalb schon Hoffnungen aufkeimen, dass Polyphenole hier Ersatz schaffen können als Basis für neue Arzneien. Der Wein, das älteste Medikament der Welt, wartet also – und zwar seit jeher – mit Wirkstoffen auf, die die moderne Medizin eben erst zu entdecken sich anschickt.

Diese Polyphenole können übrigens auch bei der Schutzwirkung des Weins auf das Herz eine Rolle spielen, indem sie etwa den Blutdruck senken, die Cholesterinwerte verbessern und verhindern, dass Adern verstopfen. Sie wirken sogar als Tumorbremse; sie können Krebszellen töten und so bei der Bekämpfung der gefürchtetsten Geißeln der Menschheit mitwirken. Und so spielen die Polyphenole ganz sicher eine Rolle bei einem der größten Menschheitswünsche, dem Traum von der ewigen Jugend und Schönheit. Während der Alkohol hier eher für rotes Gesicht und Schnapsnase steht, ist der Wein als Schönheitselixier eher in einer gemeinsamen Riege mit Paprika, Karotten, Tomaten und Papaya und kann wie diese die Haut straffen und sogar »die Falten von innen glätten«, wie überraschenderweise ausgerechnet die *Deutsche Apotheker Zeitung* berichtete. Die Polyphenole sollen sogar dafür verantwortlich sein, dass Wein gut ist für die Figur. »Ich war überrascht, wie umfangreich die Daten über Wein im Anti-Aging-Einsatz sind«, sagte der Schönheitschirurg Richard Baxter aus Seattle (Buchtitel: *Age Gets Better with Wine*).

Die überraschend vielseitige Wirkung dieser Wunderstoffe entsteht auch, weil sie sich gewissermaßen Verstärkung holen, und so ihre Machtbasis vergrößern. Beispielsweise sorgen sie für eine deutliche Vermehrung von ganz besonderen Nährstoffen, die ihrerseits einen phänomenalen Ruf haben und für eine ganze Reihe von positiven Effekten verantwortlich gemacht werden – auf das Herz, auf das Gehirn, sogar auf die Sehkraft, das Wohlbefinden und die psychische Verfassung. Manche Mediziner sehen sie sogar als wirksames Mittel gegen Depressionen.

Es sind die sogenannten Omega-3-Fettsäuren, die der Körper eigentlich nicht selbst herstellen kann, die als »essenzielle Fettsäuren« eigens aufgenommen werden müssen, etwa mit Fisch, mit Leinöl oder Milch, Butter, Käse, Fleisch von glücklichen Tieren.

Der Wein aber ist offenbar in der Lage, den Level dieser Wunder-Fette zu erhöhen. Er wirkt wie ein »Auslöser«, der die Menge an Omega-3-Fettsäuren in unserem Körper erhöht, meinten Forscher, die im Rahmen des IMMIDIET-Projekts zu den Auswirkungen von Ernährung auf die Gesundheit auch Wein, Bier und Spirituosen untersuchten und dabei auf diese unerklärliche Omega-3-Vermehrung gestoßen waren.

Die Verstärkerwirkung der Polyphenole beruht unter anderem darauf, dass sie in einem verborgenen Macht- und Steuerungszentrum ansetzen, das für die Versorgung des Körpers mit Nahrung verantwortlich ist, für die Regelung des Gewichts, für die Abwehrschlachten gegen Krankheitserreger und sogar für die Gefühle.

Hier kommt dann alles zusammen – im Bauch, dort, wo die Gefühle entstehen und wo auch das landet, was wir gegessen und getrunken haben. Und je besser das war, umso besser sind unsere Gefühle, umso besser geht es uns insgesamt. Und gerade die Mediterrane Ernährung bringt das zusammen, das Essen, das Wohlbefinden aufkommen lässt, die Sonne des Mittelmeers, Tomaten, Paprika, ein bisschen Fisch und Meeresfrüchte, Paella, Antipasti, Risotto, Wassermelone – und natürlich den Wein, der dazuge-

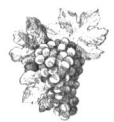

hört, und alles zusammen startet dann seine Wirkung im Bauch, genauer: im Darm, jenem Organ »mit Charme«, das sogar als ein »zweites Gehirn« gilt und die meisten Hirnzellen außerhalb der Schädeldecke beherbergt.

Hier wirken auch ungezählte Mitbewohner, die mit der Verarbeitung der Speisen und Getränke betraut sind, eine Unmenge von Bakterien; und wer es schafft, das gesellschaftliche Klima unter ihnen zu verbessern, kann sozusagen an den entscheidenden Stellschrauben drehen für das gesundheitliche und auch psychische Befinden, die Abwehr von Krankheiten, die Stärkung des Immunsystems – sogar für die Figur und die geistige Verfassung.

Der Wein kann das dank seiner Polyphenole. Glas für Glas verbessert sich das Mikroklima unter den Mitbewohnern im Darm. Das kann als erwiesen gelten, spätestens seit spanische Wissenschaftler mal nachgezählt haben; und tatsächlich hatten sich die Verhältnisse dramatisch verbessert. Sie ermittelten eine deutlich größere Anzahl von den sympathischen und hilfreichen Mikroben im Darm – allein durch den »täglichen Verzehr« von Rotweinpolyphenolen. Und parallel verbesserten sich, wie die Forscher feststellten, der gesundheitliche Status, die Risikomarker für das Herz, die Cholesterinwerte, die sogenannten Triglyzeride und auch der Blutdruck.

Die Verbesserung des sozialen Klimas in diesem »Mikrobiom« kann zugleich ausgleichend auf die im Darm stationierten Abwehrtruppen des Immunsystems wirken. Die müssen ja nicht nur aufmerksam sein und allfällige Angreifer neutralisieren. Sie dürfen auch nicht bei jeder Lappalie überreagieren, aus nichtigem Anlass losschlagen und schließlich sogar den eigenen Körper angreifen wie im Fall von Allergien.

Eigentlich gilt Wein ja als Problemgetränk für Menschen, die auf Inhaltsstoffe wie die sogenannten Sulfite empfindlich reagieren. Bei anderen allerdings kann es aber auch zu weniger allergischen Reaktionen kommen, wie diverse Untersuchungen nahelegen – dank solcher Polyphenole. Und weil die Gefühle bekanntlich im Bauch entstehen, sozusagen von diesen Bakterien dort hergestellt werden, können die Polyphenole auch die Laune verbessern und sogar vorbeugend gegen Depressionen wirken. Bei Weintrinkern ist mithin nicht (nur) der Alkohol stimmungsfördernd, auch solche nichtalkoholischen Elemente können gute Gefühle auslösen.

Zu diesen vielseitig talentierten Polyphenolen gehört auch das Resveratrol, das der Harvard-Professor Sinclair einst zum Hoffnungsträger der Pharmaindustrie erhoben hatte. Es wirkt offenbar mit beim Herzschutz, soll vor geistigem Abbau bewahren, die Ausbreitung von Krebszellen verhindern, zudem die Knochen stärken, gegen Arthritis und die Zuckerkrankheit Diabetes helfen. Weitere Angriffszonen: die Niere, die Leber, das Auge – hier soll es vor Leiden wie der Altersbedingten Makuladegeneration (AMD) bewahren –, Frauen sogar länger die Fruchtbarkeit erhalten und ihren Partnern die Manneskraft. Und: Es soll auch gut für die Figur sein. Das gehörte sogar zu den »ausgeprägtesten Auswirkungen von Resveratrol«, notierte Professor Johannes M. Breuss von der Medizinischen Universität Wien im Jahr 2019 im *International Journal of Molecular Sciences*.

Sogar bei Corona-Patienten, bei der gefürchteten COVID-19-Krankheit, könnte die Substanz zumindest dazu beitragen, dass sie einen milderen Verlauf nimmt, hoffen die Forscherinnen Justine R. Horne and Marie-Claude Vohl von der kanadischen Laval-Universität in einer 2020 veröffentlichten Studie.

Kein Wunder, dass die Forschungsgelder nur so sprudeln. Doch leider sind die Pharmakonzerne bisher nicht allzu weit gekommen. Zwar gab es Tausende von Studien, die meisten allerdings nur im Labor mit Versuchstieren, und die ersten Studien an Menschen haben den Status von Resveratrol als »Wundermittel« doch sehr »infrage gestellt«, urteilte das Aachener Experten-Ehepaar Sabine und Ralf Weiskirchen. So habe das vermeintliche Zauberpulver leider »keinen wesentlichen Einfluss auf den Gesundheitszustand« und schon gar nicht auf die Lebensdauer.

Schwierig ist es schon mit der Dosierung. Was bei schwer kranken Patienten helfen mag, könnte gesunden Menschen erheblich schaden. So sind die ermittelten Dosierungen höchst unterschiedlich: mal nur 10 Milligramm am Tag, mal 5 Gramm, also das 500-Fache. So haben sich einige Experten auf eine Faustregel geeinigt: ein Gramm Resveratrol am Tag ist okay.

Doch auch das ist eine exorbitante Menge. Denn dafür müsste ich zweieinhalb Tonnen Äpfel oder sieben bis 33 Tonnen Erdnüsse essen, wahlweise auch zweieinhalb Tonnen dunkle Schokolade. Ich könnte es natürlich auch trinken; es sollte dann allerdings ein Tankwagen vorfahren, mit 10 000 Liter Milch oder, je nach Geschmack, 12 000 bis 750 000 Liter Bier, 505 bis 2762 Liter Rotwein oder sogar bis zu 17 544 Liter Weißwein – jeden Tag. Nur für ein Gramm Resveratrol.

Dass solche Mengen nicht unbedingt gut sind, sagt schon der gesunde Menschenverstand. Doch selbst 5 Gramm am Tag gelten noch als »sicher«, obschon da »leichte bis mittelschwere gastrointestinale Symptome« drohen, so das Forscherpaar aus Aachen. Und bei Alzheimerpatienten, die anfangs ein halbes Gramm bekommen hatten und dann immer mehr, bis zu zwei Gramm am Tag, waren schon nach einem Jahr die Hirne geschrumpft. Ursache »unklar«.

Ganz anders ist es, wenn das Resveratrol, wie schon seit Tausenden von Jahren, im Wein getrunken wird. Da passt es mit der Dosis. Sie reicht schon bei maßvollem Genuss, um das Herz zu schützen, wie Wissenschaftler um Paolo Gresele zeigten, Professor für Innere Medizin an der Universität in Perugia.

Welcher Wein soll es sein?
Weiß oder rot? Teuer oder billig? Alt oder jung?

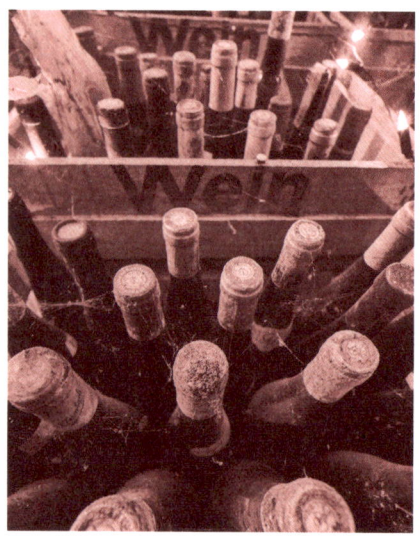

Für die 20 gesunden Probanden in dieser Studie gab es gute zwei Wochen lang täglich 0,3 Liter Wein, roten wie auch weißen. Danach war ihre Resveratrolkonzentration im Blut »signifikant« gestiegen, und diese Menge reichte aus, um die gefürchtete Verklumpung zu verhindern, die zu Herz-Kreislauf-Problemen führen kann. Fazit also: Das Resveratrol durch tägliche »moderate Weinaufnahme« kann zu »positiven Auswirkungen« im Bereich Herz-Kreislauf beitragen.

Fragt sich nur: Welcher Wein soll es sein? Da gibt es ja ziemliche Unterschiede beim Resveratrolgehalt, der rote Wein hat mehr als der weiße – und vielleicht auch ein teurer mehr als ein billiger. Ob es allerdings gleich die Luxusweine für Hunderte oder gar Tausende von Euro sein müssen, von den berühmten Châteaux aus der Gegend von Bordeaux – *Latour, Mouton-Rothschild, Margaux, Lafite-Rothschild, Haut-Brion* und *Petrus* –, das ist sehr die Frage.

Sie müssten jedenfalls schon ein paar Jahre im Keller gelegen haben. Denn wenn die Weine »reifer« sind – darauf weist eine Gruppe von Forschern aus China und Kalifornien 2019 in der Zeitschrift *Gene* hin –, seien sie zur Krebsvorbeugung wirksamer, wobei die Reife an der Farbe erkennbar sei: Besser als violett sei »ziegelrot«. Interessanterweise schmeckt er dann ja auch besser, weshalb sparsame Weinfreunde die teuren Weine am Anfang kaufen, wenn sie günstiger sind, und dann ein paar Jährchen warten.

Winzers Kunst:
Die Kraft der Trauben stammt aus der Natur –
und der Mensch wirkt mit

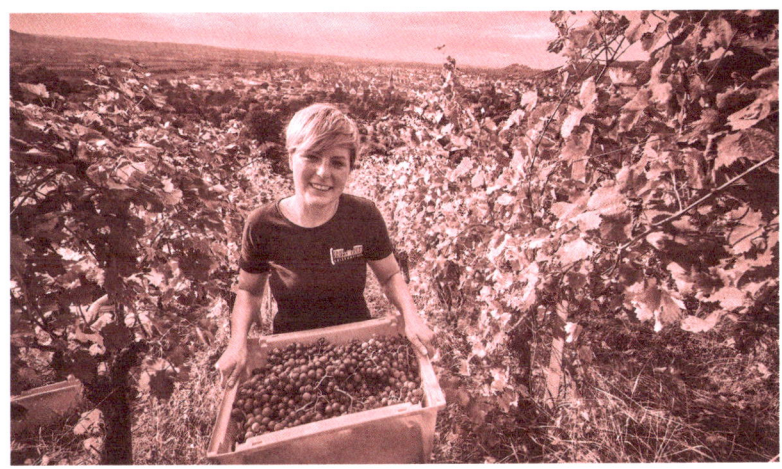

Doch es muss nicht gleich exorbitant teuer sein, denn auch die Kunst der Winzer spielt eine Rolle, ihre Philosophie im Umgang mit den Pflanzen, mit der Natur. Und da haben Bio-Winzer offenbar die Nase vorn. Deren Weine haben »konstant höhere Resveratrolgehalte«, konstatierten die Wissenschaftler Dominique Lévite und Lucius Tamm vom Forschungsinstitut für biologischen Landbau im schweizerischen Frick, nachdem sie Weine verglichen hatten, die aus biologischem und konventionellem Anbau stammten – möglichst von benachbarten Weinbergen an sechs Standorten in der Westschweiz (Sierre, Aubonne, Morges, Bremblens, Neuchâtel und Ligerz) –, die sie anschließend an der Universität in Dijon, der Hauptstadt des Weinparadieses Burgund im Südosten Frankreichs, mittels Hochleistungsflüssigkeitschromatografie auf Resveratrol analysieren ließen.

Das Ergebnis: Als Sieger gingen regelmäßig die Bio-Kandidaten aus dem Rennen. So gewann mit 32,8 Milligramm pro Kilo ein roter Biowein aus der Stadt Morges am Genfer See, sein konventioneller Konkurrent von der gleichen Sorte kam nur auf 23,6 Mil-

Nah an der Natur:
Biopionier Hermann Schmalzried in Weinberg
(oben) und Keller (unten)

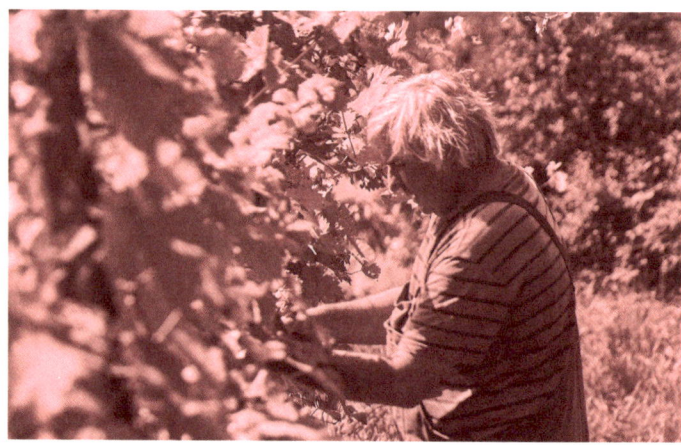

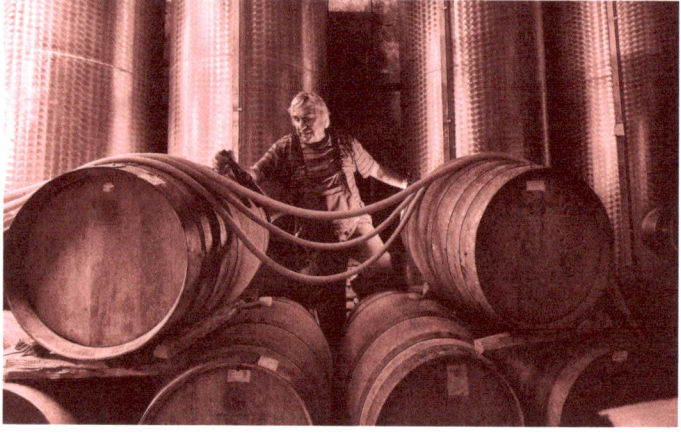

ligramm pro Kilo. Auch beim Weißwein lag ein Bio-Kandidat an
der Spitze, von der Schweizer Rebsorte Chasselas aus dem Wein-
ort Sierre (Siders) im Kanton Wallis, mit 5,3 Milligramm, mit exakt null Gramm bildete sein konventioneller Kollege der gleichen
Sorte und aus dem gleichen Ort das Schlusslicht. Nur bei zwei von
neun Proben lag ein konventioneller Wein vorn.

Ähnliches hatte im Jahr 2003 eine italienische Studie mit Weinen aus der Region Apulien ergeben: Beim Resveratrol und auch beim Gesamtpolyphenolwert ging die Goldmedaille an einen Biowein, und auch bei der sogenannten antioxidativen Aktivität lagen die Bioweine vorn; billige Tafelweine hatten gerade mal die Hälfte.

Kein Wunder, dass immer mehr Winzer auf Bio umsteigen, auch große Stars in Frankreich – nicht nur, weil der Wein konzentrierter ist, daher besser schmeckt und natürlich auch mehr einbringt, sondern auch aus Gründen, die mit Gesundheit zu tun haben.

So war es auch bei dem Weingut, das wir bei den Recherchen für dieses Buch immer wieder besucht haben, um die verschiedenen Entwicklungsschritte auf dem Weg zum Wein zu begleiten und zu dokumentieren, auch für die Fotos auf diesen Seiten. Wunderschön gelegene, jahrhundertealte Weinberge gehören dazu, viele an Hängen mit idealer Sonneneinstrahlung. Es ist eines der ersten Bioweingüter in Deutschland, Mitglied im Premium-Ökoverband Demeter: das Weingut Schmalzried im württembergischen Korb.

Der Trend geht zur Natur, daher steht die junge Winzergeneration voll hinter dem Konzept. Tochter Helen, auch die Söhne Max und Ben. Vater Hermann und Mutter Margarete Schmalzried gehörten mit ihrem Betrieb einst zu den Pionieren in Deutschland. Die Winzerfamilie sieht ihre ökologische Anbauweise als umfassendes Prinzip, das gut ist für den Wein, weil er besser schmeckt und gesünder ist – gut auch für die Winzer, die sich nicht mit Gift einnebeln müssen, für die Umwelt und für die Weinberge selbst, vor allem für den Boden.

Dazu gehört, dass keine chemisch-synthetischen Pflanzenschutzmittel eingesetzt werden, dass nur natürlich gedüngt wird und auch das nur wenig. Dazu gehört auch, dass der Wein später einfach gärt, ohne irgendwelche fremden Hilfsmittel, nur mit den eigenen Hefen, die hier seit Generationen mitwirken – heute modisch »wilde« oder auch »glückliche« Hefen genannt.

Hermann Schmalzried berichtet gern von seinen Prinzipien, der akkuraten Ordnung und der peniblen Hygiene im Umgang mit den Trauben – auch wenn es auf den ersten Blick, zum Beispiel im Schuppen vor der Kelter, mit dem alten, weißen Renault und den anderen Oldtimern, eher südländisch-lässig aussieht: Wichtiger als neue Autos sind ihm moderne, aber schonende Technologie, Kühlung nach der Lese, sanfte Pressen und moderne Analysemethoden beim Kellerprozess. Und natürlich der Umgang mit der Natur, dem Boden, auf dem sein Wein gedeiht, mit den Trauben, den Reben.

Die Philosophie ist zum Beispiel zu erkennen an den braunen Flecken auf den Blättern, Zeichen einer Pilzkrankheit, gegen die sich die Pflanze wehrt. Ihre Waffe dagegen heißt: Resveratrol. Wenn da sofort mit sogenannten Pflanzenschutzmitteln operiert wird, sind zwar die Flecken weg, aber auch das Resveratrol. Wenn der Winzer aber die – zugegebenermaßen unschönen – Flecken aushält und toleriert, muss die Rebe selbst Abwehrstoffe produzieren und steigert so den Gehalt an Resveratrol.

Das Verfahren zwingt die Pflanze also zu Selbstschutzmaßnahmen. »Das kräftigt die Reben. Sie werden widerstandsfähiger«, sagt Winzer Schmalzried.

Weil man sie nicht durch Pflanzenschutzmittel vor Krankheiten schützt und sie sich selbst wehren muss.

»Wir halten die Rebe näher an der Krankheit in der Hoffnung, dass sie sich dagegen wehrt und Abwehrstoffe entwickelt. Sonst verlernt sie, sich zu schützen.«

Daher hat Ökowein mehr Widerstandskräfte wie Resveratrol.

»Genau darum geht's. Aber man kann nicht einfach nur Bio machen. Man muss auch auf die Zusammenhänge achten.«

Und dann erzählt er, dass er nicht den Traktor nehmen will im Weinberg, weil der den Boden verdichtet – »hart wie Asphalt«

wird er dann. Er erzählt von den Regenwürmern und deren Bedeutung für den Boden, wie sie alles zu sich herunterziehen, Blätter, Gras, und das umwandeln in Humus und so den Boden nicht
nur lockern, sondern sogar vermehren, und dabei erhöhen um einen Millimeter im Jahr; man sehe das bei manchen Ökobauern,
dass die Erdoberfläche sozusagen höhergelegt wird – dank Regen-
wurmkompost.

Der Winzer Schmalzried hat viel zu erzählen, und er macht
das auch gern. Und viele hören ihm zu, zum Beispiel bei den Füh-
rungen zweimal im Jahr, wenn die Weinfreunde zu Hunderten
aufs Gut strömen, wenn die Musik spielt, der Wein fließt und eine Ahnung aufkeimt, was auch noch dazugehört zu den Gesund-
heitsgeheimnissen des Weins.

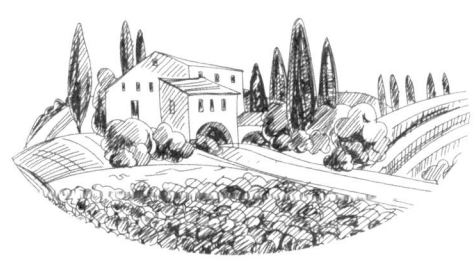

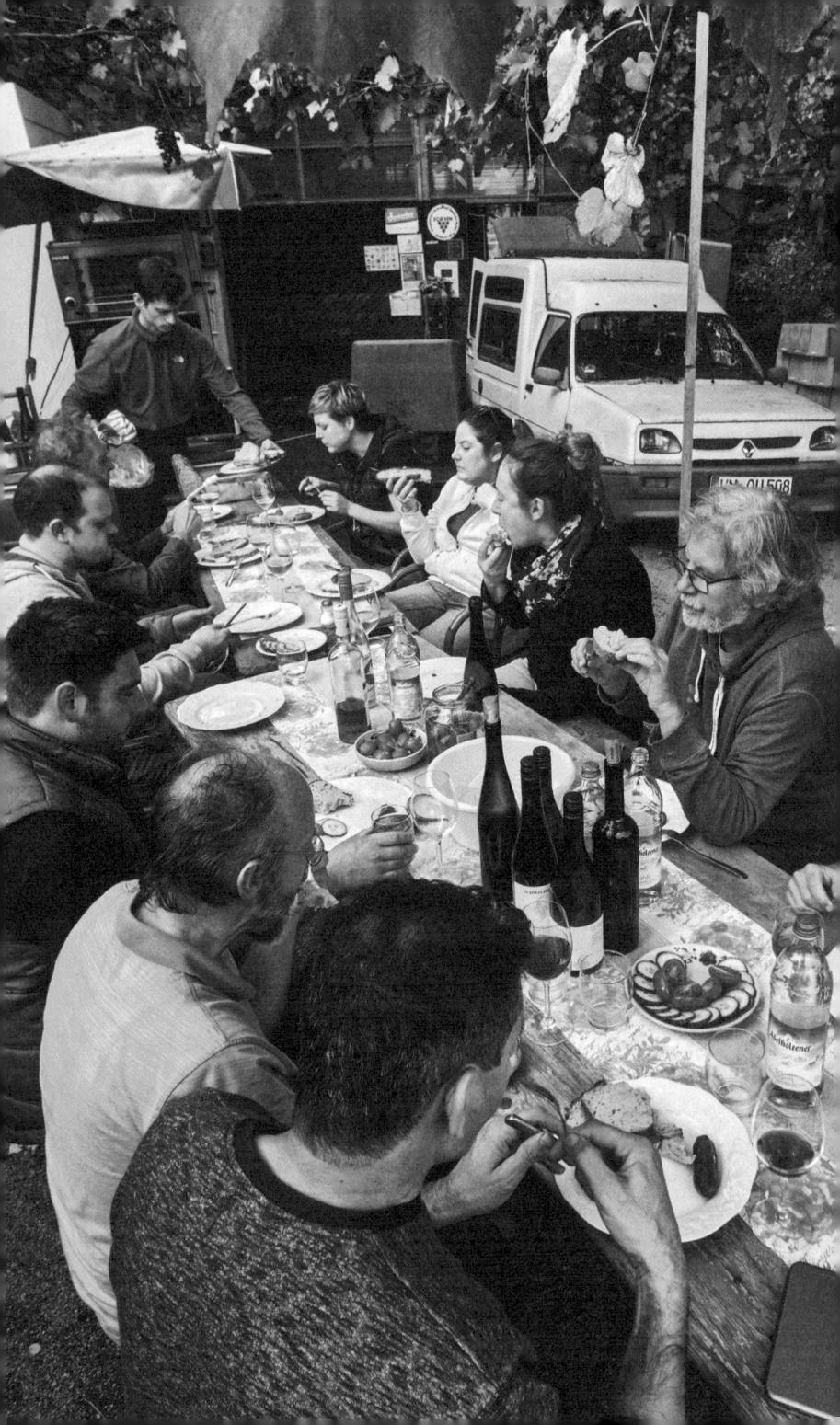

Extreme Entspannung

Der Wein und der Lebensstil

/ Die unglaubliche Geschichte des Mannes, der erblindete und
dann sein Augenlicht wiedergewann / Auch Weißwein hat ein
Geheimnis / Gesund ist, wer Freunde hat und sich des Lebens freut

*Überall Leute, überall Musik – vorne, am Weinberg, eher die volks-
tümliche; hinten, auf der Wiese hinter der Kelter, die eher rockige.
Natürlich geht es auf dem Weingut praktisch immer gesellig zu, bei
der Lese im Herbst sowieso, auch übers Jahr jeden Tag, mittags bei
Tisch, wenn sie zusammen essen – die Familie, Freunde, Mitarbeiter, Praktikanten – und fremde Weine probieren. Aber beim Hof-
fest ist der Trubel besonders groß. Kollegen sind gekommen, Kunden, Weinfreunde aus der ganzen Gegend, viele mit Kindern. Auch
das Fest hat südländisches Flair, obwohl der weiße Kastenwagen
heute im Schuppen steht. Natürlich ist die ganze Familie beteiligt.
Die Freunde der Alten sind da, die Freunde der Jungen, die Nach-
barskinder mit ihrer Band, auch die hübsche blonde Weinprinzes-
sin – sie ist die Freundin des jüngeren Jungwinzers. Auch heute gibt
es natürlich Wein zu probieren, zu kaufen. Es gibt zu essen, Risotto aus dem Parmesanlaib; es gibt auch Stände von anderen Pro-
duzenten, Honig, Gebäck – manchmal einen Workshop, etwa zum
Thema Wein und Käse. Die Chefin hat auch schon Kräuterfüh-
rungen organisiert, da geht es um Wilden Schnittlauch, Bärlauch,
Knoblauchranke. Ihr Mann führt durch die Weinberge, auch durch
den Keller; er erzählt von seiner Philosophie, den Wirkstoffen im
Wein, wobei der wichtigste Wirkstoff womöglich genau der ist: dass
er die Menschen zusammenbringt, den Genuss fördert und die Lust
am Leben.*

Der Wein, das Anti-Aging-Elixier:
Am wirkungsvollsten mit gutem Essen und netten Leuten
in fröhlicher Runde

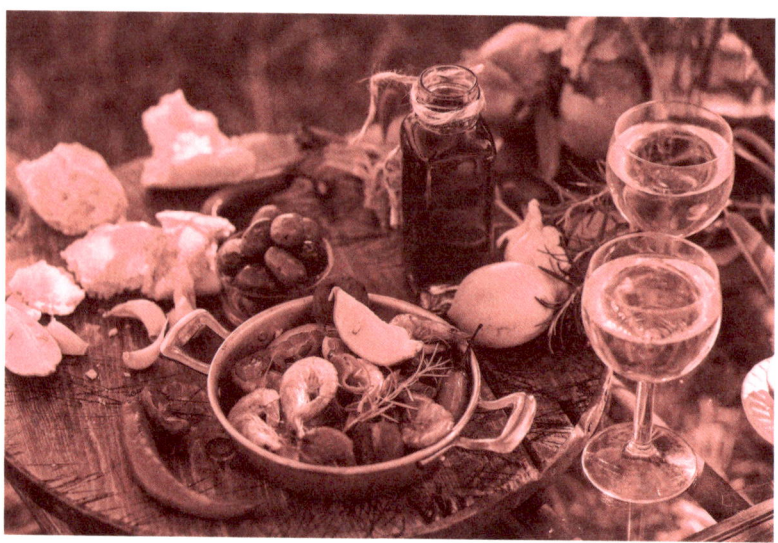

Gesund ist der Wein nicht allein aufgrund seiner wundersamen Inhaltsstoffe mit ihren physiologischen Wirkungen. Er ist ja keine Medizin, bei der es nur ums Feinstoffliche geht, sondern er entfaltet seine Wirkung in einem kulturellen Umfeld, und zwar schon immer, seit ihn die Menschen getrunken haben. Dazu gehört natürlich auch die entspannte Atmosphäre, die heitere Stimmung; dazu gehört die Geselligkeit, das Zusammensein mit Familie und Freunden. All das wirkt sich nachweislich auf die Gesundheit aus.

Ganz besonders eng verbunden ist der Wein mit der Esskultur; er wird oft zum Essen getrunken, aufs Essen abgestimmt. Manche können stundenlang darüber fachsimpeln, warum welcher Wein zu welchen Gerichten passt. Und natürlich ist so eine genussvolle Haltung zu Essen und Trinken, also zur »Ernährung«, ebenfalls bedeutsam für die Gesundheit. Denn der Geschmackssinn weist den Weg zur adäquaten Versorgung mit den individuell benötigten Nährstoffen, und die Kultivierung des Geschmackserlebens führt mithin zu einer immer präziseren Abstimmung mit dem je eigenen, genetisch vorgegebenen Bedarf.

Das Modell ist für die Medizin immer das Leben in den Mittelmeerländern, wo alles zusammenkommt: die Genusskultur, die Wertschätzung des guten Essens und der Qualität der Zutaten, die Kunst der Zubereitung und die Allgegenwart des Weins – und dazu die entspannte, heitere Einstellung zum Leben, die hohe Bedeutung des Sozialen, der Beziehungen zur Familie, zu Freunden und Nachbarn.

Aber auch nördlich der Alpen gehört der Wein offenbar in einen solchen Zusammenhang. Auch dort neigen die Weinfreunde zu einem ähnlichen Lebensstil und erfreuen sich schon deshalb guter Gesundheit – und nicht (nur) wegen einzelner Wirkstoffe im Wein.

Der Wein ist das Produkt eines Verwandlungsprozesses, und er löst offenbar auch eine ganze Transformationskette aus. Er verändert den einzelnen Organismus, er verändert aber auch die sozialen Beziehungen – ja, die ganze Gesellschaft, wie sich im Verlauf der menschlichen Entwicklung gezeigt hat.

Ob der Wein aus uns bessere Menschen macht, das ist natürlich die große Frage, aber er verbessert, so viel ist sicher, schon mal die Qualität des Materials, die Funktion der Organe und verlängert ihre Haltbarkeit. Er verbessert auch die Stimmung, das Selbstgefühl. Er stärkt die Psyche und hebt die Laune; er macht offener, kommunikativer und verbessert so auch die sozialen Beziehungen, was sich im Übrigen auch auf Gesundheit und Lebensdauer auswirken kann.

Der Wein führt die Menschen zusammen. Dann sitzen sie da, reden und lachen, und dann machen sie noch eine Flasche auf … und noch eine – und dann kann es sogar zu einer Verwandlung kommen, mit der keiner gerechnet hatte, ganz plötzlich. So wie in dieser völlig verrückten Geschichte von dem Winzer und seiner Odyssee um die halbe Welt, die schon Jahrzehnte her ist. Doch die Medien fragen immer noch danach, einfach weil sie so unglaublich ist; und so erzählt er sie immer wieder, etwa in der Zeitung *Die Welt* oder den Fernsehleuten vom *Südwestrundfunk (SWR)*.

Es ist die Geschichte des Winzers Heinrich Vollmer, der ein sehr agiler und erfolgreicher Unternehmer ist, der zusätzlich zu seinem Weingut in der Pfalz eine Filiale in Südamerika führt und dort nicht nur Wein macht, sondern auch Bergtouren.

Und dort nahm die Geschichte ihren Anfang, am Huascarán, dem mit fast 7000 Metern höchsten Berg von Peru. Die Bergsteigergruppe war schon fast oben angekommen, als kurz vor dem Gipfel eine Eiswand losbrach, 50 Meter vom Zelt entfernt. Sieben Kameraden aus Heinrich Vollmers Gruppe starben, ihre Schreie hat er heute noch im Ohr. Er selbst hatte einen Nerv verklemmt und konnte sich nicht mehr bewegen. Also schickte er seinen Freund ins Tal und hatte nach langem Warten schon mit seinem Leben abgeschlossen – bei minus 30 Grad am Berg, allein und reglos. Doch dann kamen zwei Indios aus dem Tal, Alfredo und Rollorenzo, denen er beim Akklimatisieren eine Woche lang bei der Kartoffelernte geholfen hatte, mit dem Kreuzpickel. »Das«, sagt Vollmer, »hat mir das Leben gerettet.«

Die beiden schleppten ihn ins Tal. Dort lag er zwei Wochen im Koma, danach bekam er Muttermilch von einer Frau, die gerade ein Kind zur Welt gebracht hatte. Nach einem Monat konnte er wieder gehen, lief weitere vier Wochen bis in die Hauptstadt Lima, ohne Ticket, Geld, Pass – alles war oben auf dem Berg geblieben.

In Lima wurde Vollmer dann jedoch eingesperrt, ausgerechnet in der deutschen Botschaft, wo er eigentlich Hilfe erhofft hatte. Aber er konnte fliehen und schaffte es bis nach Frankfurt. Gerade noch 49 Kilo wog er, ein abgerissener, bärtiger junger Mann im Poncho. Schließlich kam er nach Hause, auf sein Weingut im

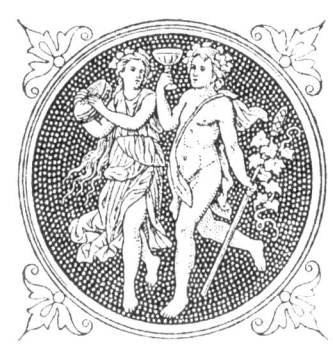

pfälzischen Ellerstadt, 20 Kilometer westlich von Mannheim. Es war ein Sonntagmorgen, doch das Wiedersehen mit seiner Frau verlief anders als erwartet: Er traf sie mit einem anderen Mann im Bett an.

»Dann«, sagt Winzer Vollmer, »sind mir die Augen geplatzt.« Er war auf einen Schlag erblindet: ein Augeninfarkt, wie das volkstümlich heißt.

Das gibt es tatsächlich. Meist trifft es nur ein Auge, wie beim einstigen deutschen Fußballkaiser Franz Beckenbauer. Eine akute Durchblutungsstörung im Auge, auch Sehsturz genannt, im Fachjargon der Mediziner eine »Anteriore ischämische Optikusneuropathie« (kurz: AION).

Es wurde dann alles versucht, um Vollmers Augenlicht zu retten, doch selbst die Spezialisten im Münchner Klinikum rechts der Isar kamen nicht weiter. Also kehrte er, immer noch blind, nach Hause zurück aufs Weingut, fing wieder mit der Arbeit an und besprach sich mit seinen Mitarbeitern. Abends wurde ausgiebig gefeiert; sie waren zu zwölft, und natürlich gab es Wein – und zwar nicht zu knapp. Und dann, sagt Vollmer, sei das Wunder geschehen: »Um halb sechs Uhr am Morgen habe ich mein Augenlicht wiederbekommen.«

Kann das sein? Dass ein Blinder einfach so spontan wieder sehen kann? Nach so einer Behandlung, die aus Wein bestand, in hoher Dosis – Blauer Portugieser, aus der Lage Ellerstädter Bubeneck? Kann das der Wein gewesen sein? Der Blaue Portugieser als Retter in der Not? Nachdem nicht einmal Medikamente geholfen hatten? Das Mittel namens Trental® zum Beispiel, ein Medikament des französischen Pharmakonzerns Sanofi, das sie ihm in München gegeben hatten, aber ohne eine Wirkung zu erzielen.

Wundersame Heilung:
War's der Blaue Portugieser, der den Blinden sehend machte,
oder eher die Entspannung in heiterer Trinkrunde?

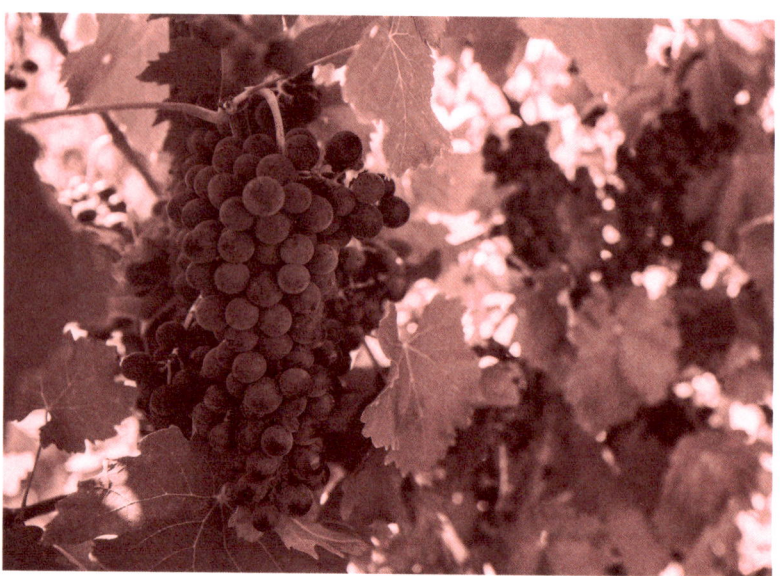

Doch nun hatte er sein Augenlicht wieder, nach der Schockdosis vom Blauen Portugieser. Kann es sein, dass der Wein geschafft hat, was das Medikament nicht konnte, obwohl es zur Blutverdünnung verschrieben wird? Der Winzer sagt: »Der Wein hat dasselbe gemacht.« Das glaubte ihm keiner, die Ärzte aber schon.

Tatsächlich kann Wein das Blut verdünnen und so einem Herzinfarkt oder einem Schlaganfall vorbeugen. Das ist wissenschaftlich nachgewiesen. Auch können Bestandteile des Rotweins, etwa das Resveratrol, womöglich das Auge schützen. Dafür gibt es ebenfalls Hinweise. Aber eine Blitzheilung durch den Blauen Portugieser? Bei vollständiger Erblindung? Durch eine einmalige Schockdosis?

Vielleicht ging es auch in diesem mysteriösen Fall weniger um die Wirkstoffe im Wein, sondern um das psychosoziale Setting, die ganze dramatische Erlebniskette. Vielleicht hat es also mit

Stress zu tun, mit seiner traumatischen Erfahrung, als er aus Peru heimgekehrt war, der Begegnung mit seiner Frau und dem neuen Mann. Ein maximaler Schreckmoment, in dem sein Augenlicht erlosch.

Tatsächlich kann eine extreme seelische Belastung durch ein einschneidendes Erlebnis den plötzlichen Verlust der Sehkraft auslösen. Diese Auffassung jedenfalls vertritt eine internationale Forschergruppe um Professor Bernhard Sabel von der Universität Magdeburg in einer umfangreichen Untersuchung: »Psychischer Stress« sei sogar »eine der Hauptursachen« für bestimmte Fälle von Sehverlust, zu denen auch die »optische Neuropathie« gehöre, also die Erblindung durch mangelhafte Durchblutung wie im Fall des Erfolgswinzers aus der Pfalz im dunkelsten Moment seines Lebens.

Solche traumatischen Erfahrungen können mithin über ein komplexes System von Stresshormonen und Nervensignalen, Steuerungsbefehlen, Alarmreflexen das Augenlicht sozusagen ausschalten, eine verhängnisvolle Kettenreaktion – Vorhang zu, alles dunkel. Kein Wunder, dass dies durch extreme Entspannung wieder rückgängig gemacht werden kann, immerhin waren es an jenem Abend vom Blauen Portugieser 84 Flaschen, für zwölf Leute, macht genau sieben pro Person – das kann schon spannungslösend wirken.

Auch wenn der spektakuläre Fall medizinisch nicht zur klären sein wird: Es gibt natürlich ein Zusammenspiel zwischen psychischen Vorgängen, den Auswirkungen des Weins auf die Seele und Veränderungen im Körper. Die Substanzen aus dem Wein verändern die Stimmung, wirken auf die entsprechenden Gehirnregionen ein, was Reaktionen anderswo im Organismus zur Folge hat, vermittelt über Hormone, über Botenstoffe, über körpereigene Drogen, die ihrerseits mit den Organen kommunizieren, mit dem Herz, den Blutbahnen – und offenbar auch dem Auge.

Die Stimmung – die Laune, das psychische Empfinden – ist ja keine isolierte Angelegenheit, sondern findet im Körper statt, organisiert durch biochemische Abläufe, orchestriert vom Gehirn. Und natürlich hat die Stimmungsveränderung durch Weingenuss dann auch Auswirkungen auf die körperliche Gestimmtheit, den Zustand der Organe. Die Stimmungsaufhellung ist also nicht nur eine erfreuliche, rein subjektive Folge des Weingenusses, sondern auch eine wesentliche Basis seiner Gesundheitswirkung.

Sie ist ja auch ein zentrales Motiv für den Genuss alkoholischer Getränke, weil sich einfach das Befinden verbessert, was schon die Tiere spüren, die Elefanten und die Brüllaffen, und was auch für unsere Ahnen ein starker Antrieb gewesen sein muss, sozusagen der Grund für die evolutionäre Wucht, die der Wein zu Beginn der Zivilisationsentwicklung entfaltet hatte, weil er die Menschen verändert hatte, mutiger machte, zuversichtlicher, offener für andere und auch für Neues: Die milde Euphorie als Stimulus für die persönliche und gesellschaftliche Entwicklung.

Für diese Stimmungsaufhellung sind überraschenderweise nicht nur die Alkoholprozente im Wein, sondern auch die Polyphenole verantwortlich, darunter das vielgerühmte Resveratrol. Und weil auch viele andere Gesundheitswirkungen des Weins diesen alkoholfreien Stoffen zugeschrieben werden, wäre es Erfolg versprechend, hier ein bisschen an den Schrauben zu drehen, den Wein so zu optimieren.

Tatsächlich versucht jetzt eine neue Bewegung in der Weinmacherszene, revolutionär in Auftritt und Anspruch, die Verhältnisse bei den Inhaltsstoffen zu verschieben, den Wein natürlicher zu machen und damit auch gesünder. Manche Winzer lassen zum Beispiel nicht nur den roten, sondern auch den weißen Wein auf der »Maische« gären, also zusammen mit Stängeln, Kernen, Schalen, was eigentlich eine Superidee ist, denn dadurch könnten mehr von den wundersamen Wirkstoffen entstehen, mehr Polyphenole, mehr Resveratrol, und der Wein wäre insgesamt noch gesünder für Körper, Geist und Psyche.

Schon rein optisch ist die Veränderung augenfällig. Er sieht anders aus, der innovative Wein; er ist nicht mehr klar und weiß, sondern eher trübe, orangefarbig, was ihm auch das Label verschafft hat: »Orange«-Wein, und weil das ein bisschen zu sehr nach Südfrüchten klingt, sagen die Cooleren lieber *Orange Wine*.

Manche halten das für den großen Zukunftstrend, in den großen Metropolen wie New York und London, auch in nicht so weinaffinen Agglomerationen wie etwa der deutschen Hauptstadt Berlin, und natürlich in den traditionellen Weinnationen, etwa in Spanien. So gibt es in Barcelona ein herausragendes Angebot an solchen Weinen in einer Gaststätte mit programmatischem Namen: Bar Brutal.

Dort nennen sie ihn *vino natural*, in Frankreich *vin naturel* und in Italien *vino naturale* oder gar *vino vero*, also: der wahre Wein. Das bedeutet: der Natur ihren Lauf lassen. Sie wollen den Wein sozusagen neu erfinden. Und da bleibt es nicht bei farblichen Veränderungen wie im Fall des *Orange Wine*.

Natürliche (»wilde«) Hefen übernehmen, wie bei vielen Ökowinzern, die Gärung. Der Wein wird weniger filtriert und enthält so mehr Inhaltsstoffe. Sie setzen auch weniger Sulfite ein, jene Schwefelverbindungen, die von Natur aus im Wein entstehen, aber schon seit der Antike zugesetzt werden, um die Haltbarkeit zu erhöhen, was nicht unbedingt ein gesundes Image fördert. Eigentlich also eine verdienstvolle Innovation.

Wer auf sich hält in progressiven Kreisen, steht da natürlich total drauf – sogar Leute von traditionellen Medien wie die Fachfrau vom Magazin der *Süddeutschen Zeitung*, bei der diese Weine blühende Fantasien auslösten. Sie fühlte sich plötzlich, als läge sie »im Sommer auf einer Wiese«, umweht von Gerüchen, »nach Baumrinde, Gras und Ampfer, blühend, säuerlich und warm«.

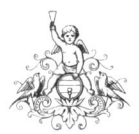

Und auch »nach feuchter Erde, nicht weit entfernt liegen Äpfel, nicht faul, aber gerade erst runtergefallen sind sie auch nicht«.

Schön empfunden, aber andererseits bedeutet das auch: Es riecht nach allem Möglichen, und so schmeckt es auch – nicht ganz faulig, aber auch nicht so richtig nach Wein.

Andere sehen das deshalb eher kritisch. Der Weinpublizist Andreas März zum Beispiel monierte in seiner Zeitschrift *Merum* nicht nur das »sektiererische Sendungsbewusstsein« mancher Propheten dieser neuen Glaubensrichtung, die »Anmaßung«, die in der Bezeichnung »Naturwein« liege und die andere, selbst ökologisch ausgerichtete und anerkannte Weinproduzenten, diskriminiere. Dabei gäbe es gar keinen wirklichen »Naturwein«, wie März meint: »Ohne Mensch kein Wein. Die Natur will und kann keinen Wein machen.«

Er zollt zwar jenen Winzern höchsten Respekt, ja »Bewunderung«, die auf industrielle Gärbeschleuniger (Reinzuchthefen) ebenso verzichten wie auf Chemikalien (Schwefel). Und manchmal führe das auch zu sehr gelungenen Weinen, aber eben nur manchmal, denn es gebe »weit mehr Beispiele, die zeigen, dass dieser Verzicht in der Regel zu Weinen führt, die nach modernen Standards fehlerhaft sind«.

Tatsächlich schmecken viele echt grauslig, manche sind wirklich ungenießbar – trübe Brühen, streng auf der Zunge, modrig im Abgang, wie Sommerwiese im Glas, alles andere als ein Genuss, obwohl sie nicht ganz billig sind, oft mehr als 20 Euro kosten und trotzdem nicht trinkbar sind, ein Fall für den Ausguss.

»Misslungen« nennt Kenner März solche Weine, einfach weil sie nicht schmecken oder eben nur den »Naturwein«-Fans. Sein Urteil: »Schmuddelige Weine zeugen nicht von Naturliebe, sondern von önologischer Verwahrlosung.«

Und im gleichen Heft von *Merum* konstatiert Maurizio Gily, Agronom und freier önologischer Berater aus dem Piemont, der

Heimat von großen Weinen wie dem Barolo und Barbaresco: »Natürlicher ist nicht immer gesünder.« Denn: »Ein fehlerhafter Wein riecht und schmeckt nicht nur schlecht«, sondern er ist damit einfach schlecht und kann deshalb »auch aus gesundheitlicher Sicht nicht gerade empfehlenswert sein«.

Denn was nicht gut schmeckt, kann gar nicht gesund sein. Der Geschmackssinn ist der Kontrollsinn der Natur; er dient dazu, Problemprodukte zu identifizieren und zurückzuweisen. Der Geschmackssinn schlägt Alarm, wenn etwas nicht stimmt, wenn etwas verdorben oder gar faul ist oder bitter – wie ein giftiger Pilz. Über den Geschmack steuert der Körper auch die Versorgung mit den Nährstoffen, die er braucht – ganz individuell, gemäß der eigenen genetischen Ausstattung. Und deswegen findet der eine ganz schrecklich, was die andere über alles liebt. Grundsätzlich gilt: Was mir schmeckt, ist auch gut für mich (jedenfalls, solange nicht mit chemischen Geschmacksstoffen und dergleichen manipuliert wird).

Und deswegen wäre es auch unsinnig, sich allein aus Gesundheitsgründen zu schlechtem Wein zu zwingen. Oder überhaupt zu Wein. Wer ihn nicht mag, kann seine Phenole auch aus Grüntee, Schokolade oder Heidelbeeren beziehen. Sehr viel sind auch in Gewürzen enthalten, wie Nelken, Pfefferminze, Sternanis; Obst und Gemüse sind auch voll davon, Erdbeeren, Heidelbeeren, Himbeeren, Äpfel, Kirschen, Pflaumen, Nüsse auch. All die gesunden Stoffe, die im Wein enthalten sind, gibt es auch irgendwo anders, und gerade die Erfolge der traditionellen asiatischen Ernährung und Medizin zeigen, dass ein langes und gesundes Leben auch mit solchen alternativen Mitteln möglich ist.

Macht halt nicht so viel Spaß!

Kann man haben, muss man aber nicht, solange es Wein gibt.

Es muss übrigens auch nicht unbedingt Rotwein sein. Manche mögen ja lieber Weißwein und haben auch dafür wohl ihre Gründe, in der eigenen Physis, weil ja der individuelle Geschmack, die persönliche Vorliebe, den Weg weist zu dem, was für den eigenen Körper wichtig ist.

So wirkt der weiße Wein offenbar noch schneller gegen Bakterien als der rote, beispielsweise in einer Marinade, laut einer deutsch-finnischen Forschergruppe unter Leitung von Pauliina Isohanni. Der Rotwein, ein Cabernet Sauvignon, Jahrgang 2006, von der kalifornischen Großwinzerei Gallo, killte die Campylobacter-Erreger binnen einer Stunde; der weiße Sauvignon Blanc, gleicher Jahrgang, gleiches Weingut, schaffte das schon binnen einer Viertelstunde.

Auch für die Haut scheint Weißwein (und übrigens auch Champagner) besser zu sein; er schützt sie jedenfalls effektiver gegen Schäden, wie australische Forscherinnen unter der Leitung von Maria Celia B. Hughes in einer Studie herausgefunden haben, an der auch der französische Kosmetikkonzern L'Oréal beteiligt war. Wahre Schönheit kommt also tatsächlich von innen, zumal wenn man angemessen Chardonnay, Prosecco oder Champagner einfüllt.

Und: Weißwein hat auch mehr von einem universellen Gesundheitsstoff mit wahrhaft spektakulärem Wirkungsspektrum. Zwar hat Rotwein bekanntlich mehr vom vielbeforschten Resveratrol, weil ja die Pharmafirmen auf eine neue Pille hoffen. Beim Weißwein gibt es die Pille schon, deshalb auch weniger Studien, dafür aber den Stoff, aus dem die Pille ist – und die ist noch weit prominenter als die meisten anderen. Sie heißt: Aspirin.

Aspirin gilt ja als wahrhaft universales Vorbeugungsmittel. Es soll das Risiko für Herzanfälle und Schlaganfall reduzieren, auch für Alzheimer. Es soll sogar gegen verschiedene Krebsarten helfen und auch gegen Rheuma. Das liegt an dem Wirkstoff, der dafür verantwortlich ist – ein Wirkstoff, der in der Medizin schon seit 5000 Jahren bekannt ist. Erstmals wurde er in Myrte und Weide identifiziert und schon von Hippokrates als entzündungshemmendes und fiebersenkendes Mittel genutzt – ebenso in der Traditionellen Chinesischen Medizin (TCM) zur Behandlung von rheumatoider Arthritis, von Schwellungen, Schmerzen, Wunden und Geschwüren, auch von Traumata, bei chronischer Entzündung der Luftröhre, ferner Erkältung und Schwindel. Sein Name: Salicylsäure.

Die Salicylsäure gehört offenbar zu einem grandiosen Abwehrsystem der Natur, fungiert also auch wieder ein bisschen als Gift, und zwar in vielen Organismen – auch von Pflanzen, vor allem, wenn diese sich selbst gegen Angreifer wehren müssen. Deshalb enthalten gemeinhin Biolebensmittel auch mehr davon, was bei Weinen auch zu vermuten ist, bisher aber noch nicht untersucht wurde; hier wurden nur rote und weiße verglichen, und siehe: Weißweine enthalten von diesem universellen Gesundheitsstoff mehr als Rotweine. Die höchsten Mengen wurden im Rahmen einer italienischen Untersuchung, die 2019 in *Molecules* veröffentlicht wurde, in Sorten wie Trebbiano und Verdicchio gemessen, weniger war es im Chardonnay.

Besonders interessant: Diese Stoffe sind auch wahrnehmbar, wie die Autoren der Studie schreiben, sie hätten einen »balsamisch-süßlichen Geruch«. Manche sagen auch, es sei ein frischer, grüner Duft nach Minze. Kenner fühlen sich auch an eine Pflanze namens Wintergrün erinnert *(Gaultheria procumbens)*, die sehr viel davon enthält.

Grüner Duft, Anklänge von Minze: Es klingt, wie wenn der Sommelier im Restaurant am Tisch steht; wer von Wintergrün spricht, fantasiert auch über kräuterige Elemente, fruchtige Noten von Mango, Maracuja, reifer Ananas, Grapefruit, Pfirsich bis hin zum beliebt-berüchtigten Sattelleder: Weinfex-Prosa, mit der sich Kenner gern in Szene setzen.

Aber gerade die Sache mit dem Aspirin-Wirkstoff und dem Wintergrün deutet darauf hin, dass Gemeinsamkeiten bei Ge-

ruch und Geschmack auch auf substanzieller Verwandtschaft be-
ruhen und es also einen tieferen Grund hat, wenn jemand einen
Geschmack besonders liebt – mithin auch einen bestimmten
Wein – und damit auf die betreffende Substanz reagiert, die der
eigene Körper offenbar verlangt.

Wenn sich also Weinfreunde und Gourmets stundenlang über
so etwas unterhalten können, dann dient das auch der möglichst
passgenauen Versorgung des Körpers mit den nötigen Substanzen –
etwa dem Aspirin-Wirkstoff zum Schutz der eigenen Gesundheit,
der Abwehr von Angreifern.

Das gilt natürlich nicht nur für den Wein, sondern auch für die
Lebensmittel im Allgemeinen. So macht der Wein den Menschen
vielleicht nicht zu einem besseren Wesen, aber zu einem Wesen mit
besserem Geschmacksempfinden. Und der Geschmack weist den
Weg zu den individuell passenden, genetisch adäquaten Lebensmitteln. Für acht Milliarden Menschen auf der Welt gibt es acht Milliarden verschiedene Genkombinationen und ebenso viele Lebens-
mittelkombinationen, die dazu passen – und die Kultivierung des
Geschmacks dient mithin dazu, diese Kombination herauszufin-
den, bei den Lebensmitteln, den Gerichten und Zubereitungswei-
sen, aber auch bei den Getränken, namentlich dem wichtigsten
Gesundheitsgetränk, dem Wein, der natürlich ebenso passgenau
zu meinen genetisch geprägten Bedürfnissen feinjustiert werden
soll. Denn es kommt schließlich darauf an, sich darauf zu verlassen und nicht plötzlich Rotwein zu trinken, nur weil alle von Resveratrol reden; dabei braucht der eigene Körper zur Abwehrstär-
kung gerade Salicylsäure und verlangt deshalb eher nach Wein,
der wie Wintergrün riecht – auch wenn ich das nicht weiß, sondern nur meinen Chardonnay bevorzuge, den Trebbiano oder Verdicchio. Beispielsweise zu Fisch, weil die weißen in der Regel einfach besser passen, wie auch generell zu hellen Saucen, was auch
wiederum seine physiologischen Gründe haben mag.

Zwick, zwack, Traube ab:
Ohne Mensch kein Wein

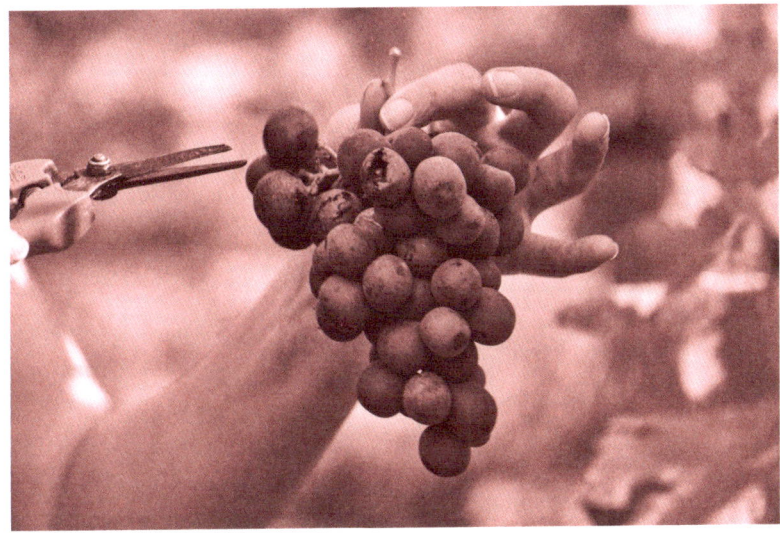

Der Wein macht uns nicht zu besseren Menschen, aber vielleicht
verschiebt er die Prioritäten und rückt Geschmacksfragen in den
Vordergrund. Er fördert auch nicht die Intelligenz, aber hilft offenbar, klügere Entscheidungen zu treffen – beim Essen zum Beispiel, und zwar nicht nur in den kulinarisch hoch entwickelten
Ländern des Mittelmeerraums, in denen die Mediterrane Ernährung gepflegt wird – mit Paella, Pasta, Antipasti, Ratatouille und
Bouillabaisse –, sondern auch in Ländern wie Dänemark, wo viele
bisher kaum etwas anderes kannten als Smørrebrød (nach dem
dänischen smør für Butter und brød für Brot), rosarote Würste
(Rød pølse) und die unwiderstehlichen Hot Dogs und Weinfreunde dann plötzlich zu ganz anderen Sachen griffen, wie die Ge-
sundheitsforscher Ditte Johansen, Karina Friis, Erik Skovenborg
und Morten Grønbæk vom Nationalen Institut für Öffentliche
Gesundheit in Kopenhagen (Statens Institut for Folkesundhed,
SIF) herausfanden.

Das Forscherteam hatte tatsächlich über ein halbes Jahr lang Kassenbons ausgewertet, oder genauer: die elektronischen Aufzeichnungen von über 3,5 Millionen Einkäufen in 98 Filialen der Supermarktketten Bilka und Føtex, und es ist dabei auf einige Auffälligkeiten gestoßen. So erwarben Bierkäufer mehr Ungesundes, mehr Fertiggerichte, mehr Zucker, mehr Wurst, Pommes frites und Softdrinks, während Weinkäufer eher Oliven, Obst und Gemüse, Geflügel, Speiseöl und Käse, Milch und Fleisch kauften.

Die Forscher vom SIF meinten deswegen schon, dass die bekannten gesundheitlichen Vorteile des Weins womöglich eher mit solchen Begleitfaktoren zusammenhängen, dass es einen »Zusammenhang zwischen Trinkgewohnheiten und sozialen und psychologischen Merkmalen« gebe, der »zum großen Teil die offensichtlichen gesundheitlichen Vorteile von Wein erklären« könne. Dazu gehören viele Faktoren jenseits des Feinstofflichen – auch das Soziale, wie schon die Geschichte des Weingenusses gelehrt hatte, weil Wein die Menschen offener macht, geselliger, gesprächiger, sie einander näherbringt, Bindungen stabilisiert und vielleicht sogar die Liebe intensiviert.

Der Wein macht vielleicht die Menschen nicht besser, aber er verbessert auch ihre Beziehungen – und macht sie somit indirekt gesünder. So haben nach einer Studie der Universität Oxford Menschen, die in Gesellschaft trinken, mehr Freunde; sie sind glücklicher und auch gesünder. Andere Untersuchungen legen nahe, dass Wein sogar das Geheimnis einer glücklichen Ehe sein könnte, weil »Alkohol« eventuell die »eheliche Qualität« gesteigert hat – wobei offenblieb, ob die Paare gemeinschaftlich eine Flasche Wodka nach der anderen in sich hineinschütten oder abends vor dem Essen oder auch danach mit einem Glas Champagner, einem Riesling oder Burgunder anstoßen. Vielleicht gibt es da einen Unterschied.

Sicher ist aber, dass die Qualität der Beziehungen einen Einfluss hat auf die Gesundheit und, wie Medizinforscher in vielen Publikationen gezeigt haben, unser Glück, unsere Gesundheit und unsere Anfälligkeit für Krankheiten vor allem von der Anzahl unserer Freunde beeinflusst werden. So verweist der Oxforder Evolutionspsychologe Robin Dunbar auf Untersuchungen mit Herzinfarktpatienten, in denen der Frage nachgegangen worden war, was am wichtigsten sei fürs Überleben im Jahr nach dem Vorfall. Und »das Wichtigste«, sagt der Forscher, war »die Qualität ihrer Beziehungen zu anderen«. Alles andere – pillepalle, meint der Brite: »Aufhören mit dem Rauchen, Fettleibigkeit und Bewegung war weniger wichtig als die Anzahl der guten Freunde, die du hattest.« Sogar Ernährung und Luftqualität waren nicht so bedeutsam.

Wer also in eitler Isolation gesund lebt, im Grünen auf dem Fahrrad strampelt, Gemüse schnippelt, lebt nicht unbedingt länger als jene Menschen, die gern mal mit anderen einen heben, weil das in schwierigen Lebenslagen eine tragende Funktion hat, dass jemand auf unserer Seite steht, gerade wenn es schlimm kommt: »Mit anderen Worten: Unsere sozialen Netzwerke spielen eine zentrale Rolle für unsere Fähigkeit, die schlimmsten Traumata zu überleben, mit denen das Leben uns belastet.« Und: »Diese Netzwerke werden durch den Einsatz von Alkohol sehr deutlich verbessert.«

Sogar die Bar an der Ecke kann nach Dunbars Ansicht so etwas wie eine Gesundheitsstation sein: Seine Studien zeigen, dass diejenigen, die regelmäßig ihre lokale Kneipe zum maßvollen Trinken besuchen, in der Regel sozial engagierter sind, sich zufriedener fühlen und eher anderen Mitgliedern ihrer Gemeinschaft vertrauen als jene, die überhaupt nicht trinken.

Natürlich: Alkohol kann bekanntlich auch Beziehungen zerstören; manche Zusammenkunft in der Bar wird irgendwann nach draußen verlegt und findet später ihre Fortsetzung in der Notfallambulanz des nächsten Krankenhauses. Wenn dann dort mal

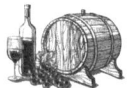

jemand nachfragt, was sie vor der Schlägerei so getrieben und vor allem getrunken haben, dann kann man schnell zu dem Schluss kommen, dass das Risiko für Verletzungen und sogar vorzeitiges Ableben durch »Alkohol« steigt, wie Cheryl J. Cherpitel von der Alkoholforschungsgruppe in Kalifornien, die in Zusammenarbeit mit verschiedenen Stellen der Weltgesundheitsorganisation (WHO) tatsächlich Daten aus der Notaufnahme von Krankenhäusern in 18 verschiedenen Ländern ausgewertet und festgestellt hatte, dass da wirklich vor einer Schlägerei oft »Alkohol« im Spiel war – ohne dabei groß zu differenzieren. Wobei es sicher eher selten vorkommt, dass ein fröhliches Essen mit Freunden, bei dem ein paar Flaschen Wein konsumiert wurden, oder ein Wine-Tasting in der Enoteca in eine Schlägerei mit anschließendem Besuch in der Ambulanz ausartet. Der Wein scheint auch hier eine Sonderrolle zu spielen in der Rubrik Gesundheitsgefahren durch äußere Gewalteinwirkung.

So hatte schon der legendäre Weinforscher Serge Renaud aus Bordeaux in seiner berühmten *Nancy-Studie* im Jahr 1999 nachgewiesen, dass Weingenuss nicht nur das Leben verlängert, weil er das Risiko für einen Herzinfarkt und dergleichen senkt, sondern auch für vorzeitiges Ableben durch äußere Einwirkung – sogar um stolze 51 Prozent, und das bei bis zu einer Flasche Wein am Tag. Wenn es um Gesundheitsgefahren durch Fremdeinwirkung geht, bedarf es also der Klarstellung, dass beim »Alkohol« zu differenzieren ist; und nach Faktenlage gilt, dass »Bier und Spirituosen, nicht aber Wein mit Mord- und Übergriffsraten in Zusammenhang stehen«. Es ist mithin an der Zeit, genauer zu unterscheiden zwischen den unterschiedlichen alkoholischen Getränken und ihrer Rolle für die öffentliche Gesundheit.

Angesichts der wissenschaftlichen Erkenntnislage wird immer deutlicher, dass die bisher medial verbreiteten undifferenzierten Warnungen vor »Alkohol« bestenfalls gut gemeint sind von man-

chen moralinstarken Medienleuten, aber natürlich hochproble-
matisch und wahrscheinlich sogar kontraproduktiv, wenn sie damit Menschen von maßvollem Weingenuss abhalten und sie so
ihrer Gesundheit vermeidbaren Schaden zufügen. Schließlich hat
der Wein ein großes Potenzial für die öffentliche Gesundheit. Er
kann seinen Teil dazu leisten, Krankheiten zu verhindern – und
damit nicht nur dazu beitragen, menschliches Leid zu verringern,
sondern auch Milliardensummen einzusparen, Versicherte und
Steuerzahler zu entlasten.

Das erfordert allerdings auch einen Wandel in der öffentlichen
Wahrnehmung durch Wissenschaft und Politik, Medizin und Medien. Natürlich ist es dabei wichtig, den Suff zu geißeln und sozial
zu ächten. Es muss eindringlich gewarnt werden vor den Risiken
durch dauerhafte Überdosierung – aber auf der anderen Seite
auch vor den Gefahren durch chronische Abstinenz. Höchst bedenklich für die öffentliche Gesundheit ist es daher, wenn der Anteil der Abstinenzler*innen in der Bevölkerung sogar noch steigt;
in der Schweiz liegt er bei 18,8 Prozent, in Deutschland bei 20 Prozent und bei Frauen sogar bei knapp 30 Prozent. Abstinenzler gefährden nicht nur ihr individuelles Wohlbefinden, sondern verursachen auch Milliardenkosten für die Gesellschaft, durch höhere
Krankheitsraten, aber auch erhöhte Fehlzeiten bei der Arbeit, die
bei Abstinenzlern ebenso auftreten wie bei übermäßigem Alkoholkonsum.

Wer wissenschaftliche Erkenntnisse ernst nimmt, muss also
die J-Kurve ins Zentrum der Aufmerksamkeit rücken und damit
den Anstieg der Krankheitsrisiken und der Folgekosten bei hartnäckigen Alkoholverweigerern. Man muss auch Alternativen
zu dieser gefährlichen Angewohnheit zeigen, Wege aus der Absti-
nenzfalle weisen, zum maßvollen Weingenuss – täglich ein Gläschen oder vielleicht auch mehr als wirksame Präventionsmaß-
nahme zur Förderung der öffentlichen Gesundheit.

Es ist also ein gesellschaftliches Klima nötig, in dem solch gesundheitsförderlicher Alkoholkonsum gedeihen kann, denn die »soziale Akzeptanz des Trinkens«, mahnt der spanische Professor Javier Romeo, habe »wichtige Auswirkungen auf die öffentliche Gesundheit«. Dass ein »unterstützendes soziales Netzwerk« die gesundheitlichen Vorteile maßvollen Alkoholgenusses steigert, beobachteten auch japanische Forscher von der Universität Osaka. Die »gesundheitlichen Vorteile des leichten bis maßvollen Alkoholkonsums« sind bei Männern mit größerer sozialer Unterstützung stärker ausgeprägt«, schrieben sie in der Fachzeitschrift *Alcoholism: Clinical and Experimental Research.* »Aber denken Sie daran«, sagt Dr. Hiroyasu Iso, »diese positive Wirkung der sozialen Unterstützung beschränkt sich auf einen leichten bis maßvollen Alkoholkonsum. Starkes Trinken ist unabhängig vom Grad der sozialen Unterstützung riskant.«

Klar: Harte Zecher leben trotz der Unterstützung ihrer Suffbrüder ungesund. Aber: Beim maßvollen Alkoholgenuss kommt es nicht nur auf den gesundheitsfördernden Genuss an, sondern auch auf den sozialen Zusammenhang, das fröhliche Trinken im Kreis von Freunden und Familie.

Übrigens wirken die gesundheitsrelevanten Bestandteile des Weins auch draußen in der Natur über gesellschaftliche und kommunikative Mechanismen. Manche Pflanzen, die gerne in Gruppen stehen, dünsten, wenn sie beispielsweise durch Fressfeinde verletzt worden sind, kleinste Mengen Salicylsäure aus und warnen damit benachbarte Pflanzen, die dann ihrerseits ihr Immunsystem aktivieren und eindringende Bakterien besser abwehren können.

Beim fröhlichen Weingenuss gibt es offenbar auch immaterielle Mechanismen, die die Abwehrkräfte stärken und damit die Gesundheit fördern. Die Stimmung zum Beispiel hat ganz ähnliche Effekte, sie aktiviert ebenfalls körpereigene Schutzsubstanzen.

Beim Lachen werden beispielsweise Endorphine ausgeschüttet, wie der Oxford-Professor Robin Dunbar nachgewiesen und sogar gemessen hat, beim wissenschaftlich betreuten Betrachten lustiger Videos beispielsweise oder bei Auftritten von Comedians.

Lachen erhöht die Stresstoleranz und stärkt das Immunsystem. Lachen erhöht ganz generell die sogenannte Resilienz, also die Widerstandsfähigkeit gegen Anfechtungen im Allgemeinen. Lachen, das weiß schon der Volksmund, ist die beste Medizin, was die Wissenschaftler nur bestätigen können. Und vielleicht ist das sogar das wichtigste Gesundheitsgeheimnis des ältesten Kultgetränks, das die Menschheit kennt. Der Wein lässt uns lachen.

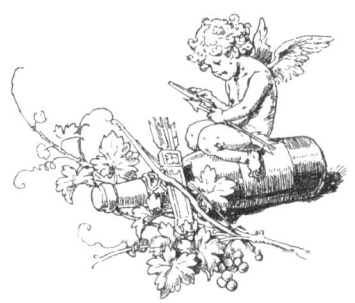

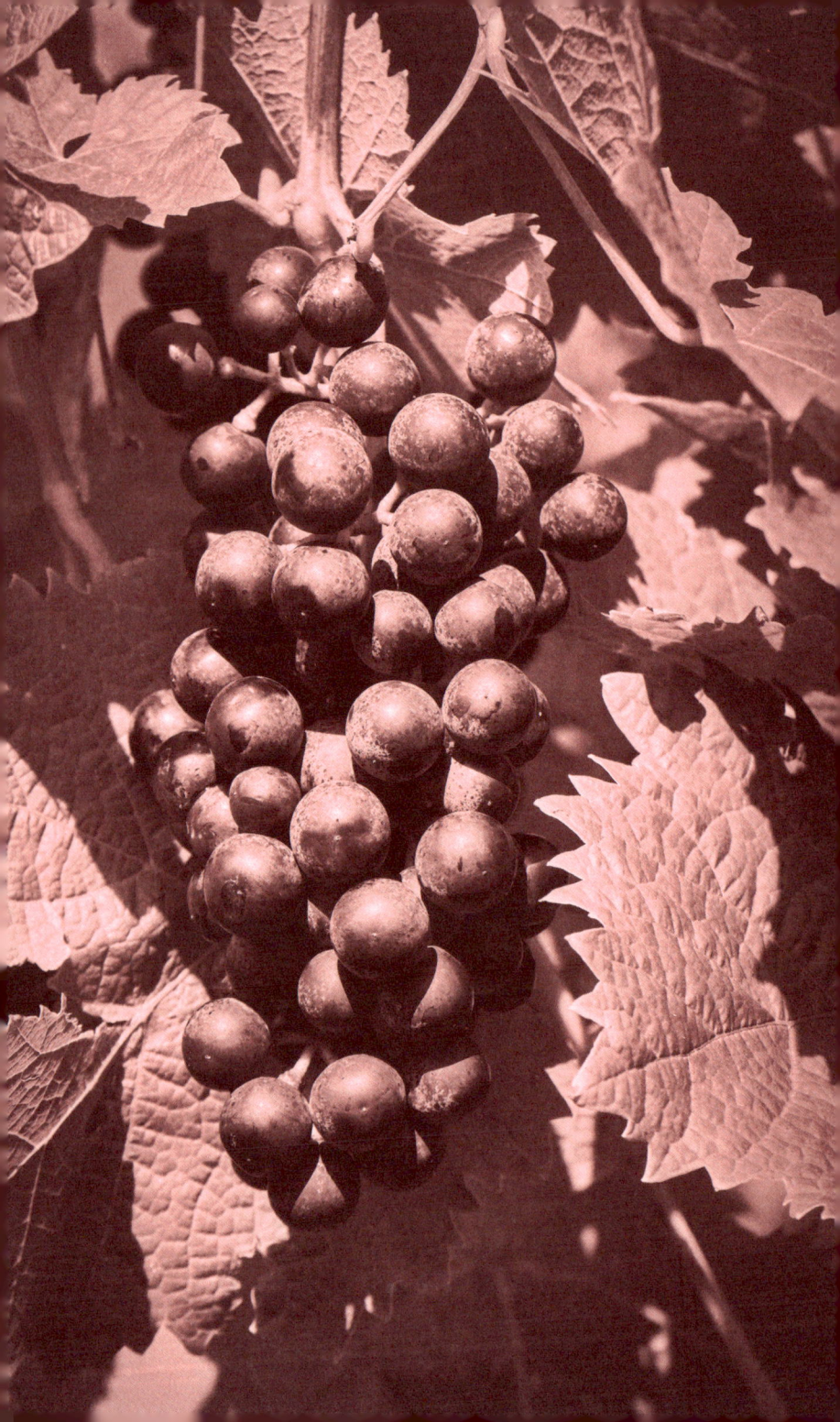

Gesundheit, Schönheit, Anti-Aging

Die wissenschaftlich nachgewiesenen Wirkungen des Weins

Seit frühester Zeit wird der Wein zu medizinischen Zwecken genutzt. Mittlerweile hat die moderne Forschung viele Dimensionen und Mechanismen seines Wirkens identifiziert. Natürlich gilt immer noch, und Mediziner warnen davor immer wieder, dass eine chronische Überdosierung von Alkohol schädlich ist. Der Wein spielt allerdings oft eine Sonderrolle, und die Wissenschaft weist ausdrücklich auch darauf hin, wie ungesund es ist, ihn nicht zu trinken. Dieses kleine Lexikon soll dazu dienen, sich schnell und zielgenau über die wissenschaftlich nachgewiesenen Gesundheitswirkungen des Weins zu informieren, und versammelt daher die diesbezüglichen Angaben aus den vorigen Kapiteln, thematisch geordnet und fokussiert auf wichtige Stichwörter.

Allergie

Obwohl der Wein für besonders empfindliche Genießer ein Problem darstellt, kann er auch allergische Reaktionen verhindern oder abmildern.

Allergiker können insbesondere auf die sogenannten Sulfite im Wein reagieren, doch andere Inhaltsstoffe, die sogenannten Flavonoide, haben offenbar modulierende Wirkung aufs Immunsystem; sie verhindern deshalb überschießende Reaktionen und somit auch Allergien.

»Rotwein ist eine wichtige Quelle, die zur täglichen Aufnahme von Flavonoiden für Weinliebhaber beiträgt und so möglicherweise die allergischen Symptome lindert«, schreibt eine japanische

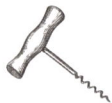

Forschergruppe um Professor Toshio Tanaka von der Universität Osaka 2019 im Fachmagazin *Diseases.* So hatte beispielsweise eine britische Untersuchung ergeben, dass Allergiker, wenn sie mehr Wein trinken, auf andere Lebensmittel weniger stark reagieren und Asthmaanfälle weniger massiv ausfallen. Weitere Studien hatten gezeigt, dass die Flavonoide auch gegen andere allergische Reaktionen helfen könnten, wie etwa Heuschnupfen (allergische Rhinitis), Neurodermitis (atopische Dermatitis), Lebensmittelallergien und sogar den gefürchteten anaphylaktischen Schock.

Die Flavonoide verhindern offenbar überschießende Reaktionen des Immunsystems, die für Allergien verantwortlich sind. Zu ihnen gehört auch das mittlerweile in Fachkreisen geschätzte Resveratrol, das ebenfalls schon auf möglichen Einsatz als Antiallergikum geprüft wird.

Wein gilt als eine der Hauptquellen für solche Flavonoide, durchschnittlich nehmen Europas Weinkonsumenten 291 bis 374 Milligramm am Tag auf diesem Weg zu sich; wer nur 100 Milliliter Wein am Tag trinkt, kommt auf durchschnittlich 88 Milligramm.

Alzheimer

Maßvoller Weingenuss kann die geistige Leistungsfähigkeit fördern, den altersbedingten Abbau bremsen und so gegen Demenzkrankheiten wie Alzheimer vorbeugen.

Während durch Weingenuss in angemessener Menge das Demenzrisiko um bis zu 80 Prozent verringert werden kann, steigt bei übermäßiger Zufuhr von Alkohol das Risiko. Zudem wird die geistige Performance erheblich eingeschränkt, die sprachliche Artikulationsfähigkeit limitiert, das Erinnerungsvermögen getrübt und auch die Motorik gefährdet.

Manche Studien sehen eine Schutzwirkung durch Wein sogar noch bei einer täglichen Dosis von zwei Vierteln am Tag oder sogar mehr, andere bewerten schon maßvollen Alkoholkonsum als

Risikofaktor. So etwa eine Arbeit von Anya Topiwala und anderen Forscher*innen von der Universität Oxford 2017 im *British Medical Journal*, der zufolge auch maßvoller Konsum von Alkohol »keine schützende Wirkung« hat, sondern dem Gehirn schadet, die geistige Leistung einschränkt und sogar Hirnzellen zerstört. Diese Studie stieß allerdings auf massive Kritik. So wurden etwa an der US-amerikanischen Universität Harvard, also der weltweit höchsten Instanz in Sachen Medizinkompetenz, »große Zweifel« laut, ob der gemessene Verlust von Zellen innerhalb einer Hirnregion wirklich auf Alkohol zurückgehen würde oder einfach auf Verlagerungen innerhalb des Gehirns, wie Harvard-Professor Kenneth J. Mukamal meinte, der selbst schon zum Thema geforscht und ähnliche Ergebnisse gemessen hatte, ohne sie allerdings so ernst zu nehmen: Vielleicht, vermutete er, seien die Hirnzellen im Hippocampus gar nicht verschwunden, sondern nur aufgrund von »Flüssigkeitsverschiebungen im Gehirn« woanders hingeschwappt. Sein Fazit: »Die Studie bietet wenig Hinweise darauf, ob maßvoller Alkoholkonsum wirklich gut, schlecht oder gleichgültig für die langfristige Gehirngesundheit ist.« Im Übrigen gäbe es viele andere Untersuchungen, die zu ganz anderen Schlüssen kommen.

Und schon ein Jahr später erschien, ebenfalls im *British Medical Journal*, eine Untersuchung, in der die Vorzüge des maßvollen Alkoholgenusses nachgewiesen wurden – und zugleich die Folgen der Alkoholabstinenz für das Gehirn: Wer gar keinen Alkohol zu sich nimmt, hat demnach ein ebenso erhöhtes Demenzrisiko wie jemand, der mehr als 14 »Einheiten« Alkohol pro Woche, also 14 Schnapsgläser (25 Milliliter) mit Spirituosen, sechsmal 0,5 Liter Bier oder etwa 0,15 Liter Wein am Tag zu sich nehmen. Wobei allerdings diese Studie auch darauf hinwies, dass die unterschiedlichen Erscheinungsformen von »Alkohol« durchaus unterschiedliche Folgen für das Gehirn haben. So hat offenbar der Wein eine besondere Schutzwirkung und verringert das Risiko für Demenzkrankheiten wie Alzheimer – während es von Spirituosen gesteigert wird.

Das stark erhöhte Risiko bei Alkoholverächtern erklärten sich die französischen Studienautoren um Séverine Sabia mit deren generell erhöhtem Krankheitsrisiko: So sei »Alkoholabstinenz auch mit einem höheren Risiko für Diabetes und Herz-Kreislauf-Erkrankungen verbunden – was wiederum auch das Risiko für Demenz erhöhen könnte.«

Das Ergebnis deckt sich mit einer Fülle von Studien von Wissenschaftlern aus aller Welt. »Die Mehrheit dieser systematischen Übersichtsarbeiten« hatte einen »statistisch signifikanten Zusammenhang« zutage gefördert »zwischen leichtem bis maßvollem Alkoholkonsum« und einem »geringeren Risiko« für geistige Beeinträchtigung, dem Auftreten verschiedener Arten von Demenz und dem Risiko, daran zu sterben. Das war das Fazit einer Forschungsgruppe um Professor Jürgen Rehm aus dem Jahr 2019. Sie stützte sich auf 28 Übersichtsstudien, die ihrerseits 2000 Arbeiten ausgewertet hatten. Wie üblich hatten die Studien ein erhöhtes Demenzrisiko ergeben ab mehr als 60 Gramm reinem Alkohol am Tag für Männer – also 0,6 Liter Wein oder 1,5 Liter Bier oder knapp 0,2 Liter Schnaps – und mehr als 40 Gramm reinem Alkohol für Frauen – also 0,4 Liter Wein oder 1 Liter Bier oder 0,1 Liter Schnaps. Das Gleiche galt für unregelmäßigen, starken Alkoholkonsum.

Viele Studien zeigen allerdings auch, dass die verschiedenen alkoholischen Getränke unterschiedliche Wirkung aufs Gehirn haben und dass insbesondere der Wein eine Sonderrolle spielt, indem er die grauen Zellen eher schützt.

Das war zum Beispiel bei der legendären Studie mit schwedischen Zwillingen herausgekommen (Swedish Twin Registry). Die 12 326 Teilnehmer wurden über 43 Jahre beobachtet, und es stellte sich heraus: Das Risiko für eine Demenz sank bei maßvollem Kon-

sum mit jedem zusätzlichen Gramm, also 0,01 Liter Wein, um zwei
Prozent. Die höchste Menge an Alkohol aus Wein indessen war
ebenfalls mit einem erhöhten Demenzrisiko verbunden – allerdings nur einem geringen von lediglich einem Prozent. Bei Whisky oder Schnaps hingegen stieg das Demenzrisiko stetig an.

Welche Dosis beim Wein optimal ist für das Gehirn, ist unklar und unterscheidet sich je nach Untersuchung und auch geo-
grafischer Heimat der Forscher und ihrer Versuchspersonen.
Bei einer Studie der Universität von Bordeaux unter Leitung von
Jean-Marc Orgogozo zum Beispiel hatte die Gruppe mit einem
täglichen Weinkonsum von bis zu zwei Vierteln am Tag die besten Geistesleistungen vorzuweisen – und das Risiko für Alzheimer um bis zu 81 Prozent verringert.

Weintrinker haben darüber hinaus offenbar sogar ein größeres
Gehirn. Das zeigte eine multiethnische Studie von Wissenschaftlern aus den USA und Griechenland. Sie hatten bei 589 älteren
Menschen unterschiedlicher Herkunft und ethnischer Zugehörigkeit den Weinkonsum mit dem Hirnvolumen verglichen und festgestellt, dass diejenigen »mit leichter bis maßvoller Weinaufnahme« ein »größeres Gesamthirnvolumen« hatten im Vergleich zu
Nichttrinkern. Es gab sogar einen »Dosis-Wirkung-Zusammen-
hang« – je mehr Wein, desto mehr Gehirn (wobei ganz schwere
Säufer hier gar nicht vorkamen). Bei Bier und Spirituosen hingegen war ein solcher Zusammenhang nicht messbar. Sogar ein Liter Wein am Tag bei Männern und ein halber bei Frauen sei für
das Gehirn besser als gar nichts, meinte eine Forschungsgruppe
um Giuseppe Zuccalà von der Katholischen Universität von Rom
schon im Jahre 2001: Erst ab dieser Dosis sei das Hirnrisiko auf
dem Niveau von Abstinenzlern. Optimal allerdings sei, so die Bilanz von Creina S. Stockley vom Australischen Weinforschungs-
institut, eine Menge von bis zu 0,3 Liter Wein am Tag (30 Gramm
Alkohol).

Womöglich hängt die Sonderstellung des Weins mit den Polyphenolen zusammen, darunter das prominente Resveratrol: »Resveratrol zeigt eine signifikante neuroprotektive Aktivität«, stellte eine internationale Forschergruppe um Cinzia Forni von der Universität Rom fest. Daher könnte Resveratrol ein »potenzielles Prophylaxemittel« sein.

Es verhindert jene Ablagerungen im Gehirn, die als Ursache für die Alzheimerkrankheit gelten, oder sorgt sogar dafür, dass bereits bestehende entfernt werden. Darüber hinaus löscht es sozusagen Entzündungsherde und mindert die schädlichen Effekte von Aluminium. Zudem könnten die allgemeinen Anti-Aging-Eigenschaften auch beim Anti-Alzheimer-Effekt eine Rolle spielen.

Anti-Aging

Maßvoller Weingenuss kann das Altern verzögern und zu einem längeren und gesünderen Leben führen.

Natürlich gilt auch hier: Übermäßiger Alkoholkonsum macht krank und kann das Leben frühzeitig beenden.

Der Wein spielt allerdings auch hier eine Sonderrolle als bisher vernachlässigter Bestandteil einer gesunden Ernährung. In der Mediterranen Ernährung, die Medizinern heute diesbezüglich als Goldstandard gilt, ist Wein seit jeher ein wichtiges und unverzichtbares Element.

Mittlerweile ist der lebensverlängernde Effekt des maßvollen Weingenusses in der globalen Medizinergemeinde gewissermaßen amtlich, spätestens seit die Ergebnisse einer umfangreichen Untersuchung der Harvard University vorliegen, die auf diesem Gebiet weltweit als richtungweisend gilt. Sie hat gezeigt, dass Weingenuss besonders wichtig ist für Frauen: Sie können dadurch noch mehr gesunde Bonusjahre bekommen.

Die Gruppe um Harvard-Forscherin Yanping Li, zu der auch Kollegen aus China, den Niederlanden und der Schweiz gehörten,

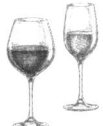

hatte verschiedene Elemente einer gesunden Lebensführung und ihren Einfluss auf die Lebenserwartung untersucht – Ernährung, Gewicht, Bewegung, Nichtrauchen – und dabei festgestellt, dass alles das Leben verlängern kann, dass zu einem optimal wirksamen Anti-Aging-Programm allerdings auch der maßvolle Alkoholgenuss dazukommen muss, und zwar vor allem für Frauen. Denn wie die Anfang 2020 im *British Medical Journal* veröffentlichte Studie zeigte, brachte bei ansonsten gesundem Lebensstil maßvoller Alkoholgenuss den Frauen durchschnittlich noch drei gesunde Lebensjahre zusätzlich, Männern immerhin 0,8 Jahre – also knapp zehn Monate.

Auch beim Anti-Aging scheint es erhebliche Unterschiede zwischen den unterschiedlichen alkoholischen Getränken zu geben. So seien sich Wissenschaftler derzeit weithin einig, meint Javier Romeo von Spanischen Nationalen Forschungsrat, dass nach aktuellem Forschungsstand »Wein den größten Schutz« bietet vor frühem Ableben und »destillierte Spirituosen den schwächsten«.

Der Weingenuss gilt vielen Forschern dabei geradezu als Anti-Aging-Wundermittel: Der italienische Professor Attilio Giacosa aus Monza nennt es die »mediterrane Art des Trinkens«. Und er ist überzeugt: »Maßvolles Trinken verlängert das Leben.« Bei der Dosisfrage, unter Forschern sehr umstritten, legen sie die Betonung auf »maßvoll«: Ein Glas am Tag für Frauen, zwei für Männer, am besten zum Essen, meinen Giacosa und seine Kollegen in ihrer Untersuchung, die 2016 in den *Critical Reviews in Food Science and Nutrition* erschien.

Wein zu trinken ist für die Langlebigkeit offenbar wirksamer als andere alkoholhaltige Getränke – und vor allem besser, als gar keine zu trinken. Im Rahmen der *Zutphen-Studie*, benannt nach dem gleichnamigen Ort im Osten der Niederlande, wurde ermittelt, dass Männer, die Wein trinken, im Schnitt sogar fünf Jahre länger leben als die Alkoholverächter unter ihren Geschlechtsgenossen. Und ganz besonders wichtig: Es liegt keineswegs daran, dass Weintrinker in Holland etwa generell zu den Bessergestellten gehören und schon von daher privilegiert in ihre letzten Jahre starten. So betonten die Forscher ausdrücklich: »Diese Ergebnisse konnten nicht durch Unterschiede im sozioökonomischen Status erklärt werden.«

Dass Abstinenzler früher sterben, hat unter anderem Augusto Di Castelnuovo festgestellt, zusammen mit seinem Forscherteam vom »Johannes Paul II.«-Zentrum für Hochtechnologieforschung und Bildung in biomedizinischen Wissenschaften an der Katholischen Universität in Campobasso.

Sie hatten 34 Studien ausgewertet mit 1 015 835 Teilnehmern. Insgesamt waren bei ihnen 94 533 Todesfälle zu beklagen, darunter auffallend viele Alkoholverächter. Nach genauer Auszählung zeigten die Zahlen in der grafischen Darstellung der Sterblichkeitsraten wieder die berühmte J-Kurve: Harte Abstinenzler hatten ein erhöhtes Risiko für vorzeitiges Ableben und harte Trinker ebenso.

Das »Fenster« für die besten Aussichten auf ein langes Leben ist den Untersuchungen zufolge am weitesten geöffnet für Frauen bei ein bis zwei Drinks, also 0,15 bis 0,3 Liter Wein am Tag, und zwei bis vier für Männer, also 0,3 bis 0,6 Liter, mithin fast einer Flasche.

Am besten ist jedoch, dass diejenigen, die ihre durch den Wein geschenkten (oder besser: durch ausdauerndes Trinken erworbenen) Jahre genießen können, dabei auch noch bei besserer Gesundheit sind und womöglich sogar noch einigermaßen gut in Form. Denn der Wein schützt bekanntlich vor Krankheiten aller Art. Er erhält angeblich, im Rahmen des Möglichen, sogar die eigene → Schönheit.

Arthritis

Maßvoller Weingenuss kann das Risiko für die Gelenkkrankheit Arthritis verringern. Als Grund gilt, dass dadurch Überreaktionen des Immunsystems verringert werden und damit auch Entzündungen.

Alkohol im Übermaß indessen kann auch hier die Probleme verschärfen.

Das Thema wurde »umfassend untersucht«, so heißt es in einer 2018 erschienenen Studie von Forschern um Lukas Magnus von der Universität Leiden. Und es zeigte sich, wie so häufig, die J-förmige Kurve: »Maßvoller Alkoholkonsum« verringerte das Risiko für Arthritis, starker Konsum erhöhte es – Abstinenz aber ebenfalls. Das Risiko, eine rheumatoide Arthritis zu entwickeln, war am geringsten bei Menschen, die etwa eine »Einheit« Alkohol pro Tag konsumierten, also 0,025 Liter Schnaps, Cognac oder Whisky, 0,2 Liter Bier oder 0,08 Liter Wein.

Besonders schlecht dran waren die Alkoholverächter bei einer britischen Studie aus dem Jahr 2010. Die Rheumatologen um James R. Maxwell aus Sheffield hatten bei einer Versuchspopulation von 1877 Menschen das Risiko für rheumatoide Arthritis in den verschiedenen Gruppen mit unterschiedlichem Trinkverhalten untersucht. Am größten war es bei denen, die niemals Bier, Schnaps oder Wein anrührten. Sie hatten ein mehr als 400 Prozent erhöhtes Risiko, verglichen mit jenen, die an mehr als zehn Tagen im Monat alkoholische Getränke zu sich nahmen. Und: Der Schutzeffekt nahm mit jedem Schluck zu. Oder anders formuliert: »Das Risiko«, so die Autoren, »nahm je nach Häufigkeit des Alkoholkonsums ab.«

Für die antiarthritischen Effekte ist wohl unter anderem der Alkohol selbst verantwortlich, weil er Überreaktionen des Immunsystems bremst und so zum Beispiel Entzündungen verhindert.

Sogar Mäuse hatten, wie schon 2007 im Rahmen einer Studie aus Göteborg ermittelt wurde, signifikant weniger Arthritis-

Episoden, wenn sie ein bisschen Alkohol via Trinkwasser zu sich nehmen durften, und zwar 10 Prozent, so viel, wie üblicherweise im Wein enthalten ist. Selbst als Dauerdosis gab es bei Mäusinnen und Mäusen offenbar keine einschlägigen Nebenwirkungen, etwa auf die Leber; das Immunsystem hingegen hatte sich optimal ausbalanciert.

Allerdings: Manche alkoholhaltigen Getränke können auch kontraproduktiv wirken. Bier zum Beispiel bei der sogenannten Osteoarthritis: Untersuchungen zufolge hat Bier das Risiko sogar verdoppelt, Weinkonsum hingegen halbiert.

Mit steigendem Bierkonsum erhöhte sich das Risiko, während es bei zunehmendem Weingenuss sank, sozusagen mit jedem Schluck. Ein »zunehmender Weinkonsum« war nachweislich mit »einer geringeren Wahrscheinlichkeit« für diese Form der Arthritis am Knie verbunden, schrieb eine britische Studiengruppe um Stella G. Muthuri 2015 im Fachjournal *Arthritis Research & Therapy*.

Eine Rolle könnten mithin auch nichtalkoholische Bestandteile im Wein spielen, die entzündungshemmend wirken, wie etwa Resveratrol. Das haben chinesische und US-amerikanische Forscher 2018 im *Journal of Agricultural and Food Chemistry* nachgewiesen.

Auge

Wein in Maßen kann die Augen schützen und die Sehkraft erhalten.

Übermäßiger Alkoholkonsum hingegen kann, wie die Alltagserfahrung lehrt, schon im Akutfall die klare Sicht beeinträchtigen und dazu führen, dass Objekte verschwommen oder gar doppelt erscheinen. Und chronischer Überkonsum kann auch langfristig die Sehkraft beeinträchtigen.

Alkohol in Maßen und insbesondere der Wein kann die scharfe Sicht bis ins hohe Alter erhalten und gegen verschiedene Beeinträchtigungen der Sehkraft vorbeugen. Dabei ergaben die Studien regelmäßig eine J-Kurve bei den gesundheitlichen Effekten

im Hinblick aufs Auge. So etwa bei der Altersbedingten Makuladegeneration (AMD), an der in Europa 34 Millionen Menschen leiden, allein in Deutschland sind es nach Schätzungen von Medizinern an die sechs Millionen. Sie gilt als häufigste Ursache für den Verlust des Sehvermögens im Alter. Dabei ist die Sehschärfe beeinträchtigt durch Störungen am »Punkt des schärfsten Sehens« im Auge (*Macula lutea*, deutsch: Gelber Fleck).

Dass Weinfreunde seltener daran leiden, war schon im Jahre 1998 in den USA aufgefallen, bei der Auswertung von Daten einer staatlichen Gesundheitsuntersuchung, der *National Health Nutrition and Examination Survey* (NHANES-1). Sie hatte ergeben, dass die Krankheit seltener auftritt, wenn Menschen Alkohol in Maßen zu sich nehmen. Dabei »dominiert« bei den positiven Effekten der Wein und ist den Wissenschaftlern zufolge mithin am wirksamsten.

Die Studie zeigte auch hier die Gefahren der Abstinenz: Während unter den Weintrinkern nur vier Prozent an dieser Augenkrankheit litten, waren es bei den Abstinenzlern mit neun Prozent mehr als doppelt so viele.

Erhöhter Alkoholkonsum – ab 20 Gramm am Tag – kann das Risiko allerdings auch erhöhen, wie eine australische Studie 2012 vom Royal Victorian Eye and Ear Hospital an der Universität von Melbourne mit 20 963 Teilnehmern im Alter zwischen 40 und 69 Jahren ergab.

Auch beim sogenannten grauen Star kann maßvoller Alkoholkonsum das Risiko verringern, um bis zu 26 Prozent, wie mehrere Studien gezeigt hatten, die chinesische Augenheilkundler im Jahre 2015 ausgewertet hatten. Als maßvollen Konsum betrachteten die Forscher alles, was mehr ist als nichts, aber nicht über 20 Gramm Alkohol am Tag hinausgeht. Alles, was über 20 Gramm liegt, betrachteten sie als starken Konsum, der wiederum erwartungsgemäß das Risiko eher erhöhte. Das könne aber, meinten die Forscher, auch daran liegen, dass die entsprechenden Versuchspersonen zugleich auch rauchten.

Der Schutzeffekt für das Auge könnte auch hier den Polyphenolen zu verdanken sein. Zahlreiche Untersuchungen wiesen auf deren positive Wirkung bei altersbedingten Augenkrankheiten hin, neben AMD und grauem Star sollen sie auch das Risiko für den gefürchteten grünen Star verringern, der als unheilbar gilt, allenfalls gestoppt werden kann und als eine der häufigsten Ursachen für Erblindung angesehen wird.

Gegen die diabetische Retinopathie sollen die Polyphenole ebenfalls vorbeugend wirken, eine Schädigung der Netzhaut infolge der Zuckerkrankheit. Auch in diesem Fall scheint Resveratrol besonders wirksam zu sein. Das hatten unter anderem Studien ergeben, bei denen Mäuse den Wirkstoff mit dem Trinkwasser bekamen oder, wie bei einer Untersuchung der Washington University in St. Louis im US-Bundesstaat Missouri, als Depot unter der Haut. Die Wissenschaftler um Aslam A. Khan fanden heraus, dass Resveratrol das bei Augenkrankheiten oft verantwortliche übermäßige Wachstum von Blutgefäßen (Angiogenese) verhindern und so unter anderem gegen Erblindung helfen kann.

Mittlerweile haben Wissenschaftler in aller Welt die Wirkweise von Resveratrol auf das Auge untersucht, weisen aber auf ungeklärte Dosierungsfragen hin und warnen vor möglichen Nebenwirkungen, wenn die Substanz isoliert verabreicht wird – statt im Wein, wo auch in dieser Hinsicht reichhaltige Menschheitserfahrungen vorliegen.

Bluthochdruck

Maßvoller Weingenuss kann Bluthochdruck vorbeugen und damit die Gefahr für einen Schlaganfall verringern. Manche Bestandteile wirken dabei offenbar sogar ähnlich wie reguläre Medikamente aus der Apotheke.

Auch hier ist zunächst wie üblich ein Warnhinweis nötig vor übermäßigem Konsum von Alkohol in jedweder Form, denn »zu viel Alkohol«, so etwa die Amerikanische Herzgesellschaft (AHA), führt unter anderem zu verschlechterten Blutfettwerten, erhöhtem Blutdruck und damit zu gesteigertem Risiko eines Schlaganfalls.

Der Wein spielt allerdings auch hier eine Sonderrolle, und manche Warnungen betreffen nur bestimmte Risikogruppen mit bestimmten Vorlieben bei der Wahl ihrer alkoholischen Getränke. So beschwor beispielsweise eine britisch-chinesische Studie aus dem Jahr 2019 die Gefahren von »Alkohol« und warnte: »Alkoholkonsum erhöht gleichermaßen den Blutdruck und das Schlaganfallrisiko«. Die Studie, Erstautorin war die Britin Iona Y. Millwood, wurde im Fachmagazin *The Lancet* veröffentlicht und rief ein weltweites Medienecho hervor.

Dabei bezog sich die Studie und mithin die Warnung nur auf Chinesen, insgesamt 512 715 Testpersonen, und auch unter ihnen nur auf solche mit bestimmten genetischen Anlagen, die im Übrigen, wie die Studie ausdrücklich hervorhebt, »hauptsächlich Spirituosen« tranken, also Schnaps. Und selbst da hatte die Auswertung mit klassischen Methoden eine J-Kurve ergeben: Abstinenzler hatten ein hohes Risiko und Vieltrinker ebenso.

Zu diesem Ergebnis waren viele andere Studien auch gekommen. Beispielsweise die berühmte *Nurses' Health Study* mit US-amerikanischen Krankenschwestern. Oder eine Harvard-Untersuchung mit jungen Frauen im Alter zwischen 25 und 42 Jahren. Ebenso die Untersuchung der staatlichen koreanischen Krankenversicherung mit 204 557 Versuchsteilnehmern, veröffentlicht 2018 in der Fachzeitschrift *Stroke*. Selbst bei einem Konsum von 400 Gramm reinen Alkohols, also vier Liter Wein, pro Woche oder etwas mehr als einem halben Liter am Tag war hier das Risiko für einen Schlaganfall nicht erhöht, sondern sogar etwas geringer gegenüber den Abstinenzlern.

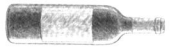

Dass es große Unterschiede gibt zwischen den verschiedenen alkoholischen Getränken, das zeigte schon die berühmte *Copenhagen City Heart Study* im Jahr 1998. Sie hatte auch das Thema Schlaganfall untersucht und kam zu einem differenzierten Urteil: So war für Bier und Spirituosen »kein Zusammenhang« mit Schlaganfall festzustellen. Anders beim Wein: Hier gab es wieder die berühmte J-Kurve, mit einer Verminderung des Risikos um bis zu 41 Prozent.

Die Unterschiede zwischen Wein auf der einen Seite und Bier sowie Schnaps auf der anderen veranlassten die dänischen Forscher zu der Vermutung, dass andere Substanzen im Wein, jenseits des Alkohols, wirksam sein müssten. Dazu gehören unter anderem sogenannte Antioxidanzien, die sich auch in Obst und Gemüse finden, weswegen der blutdrucksenkende Effekt am eindrucksvollsten ist, wenn der Rotweingenuss eingebunden ist in einen generell genussvollen Lebensstil wie etwa der Mediterranen Ernährung, denn dann addieren sich die Effekte der gesunden Stoffe aus dem Wein und dem Gemüse und steigern die gesamte antioxidative Kapazität (*Total antioxidant capacity of the diet*, kurz *TAC*).

Das zeigte eine 2019 erschienene Untersuchung von 98 995 französischen Frauen im Alter von 40 bis 65 Jahren, die bei einer bestimmten Versicherung unter Vertrag sind, die sogenannte *E3N-Studie (Étude épidémiologique de femmes de la Mutuelle Générale de l'Éducation)*: Da gab es sogar eine »steile« Dosis-Wirkung-Beziehung: Je höher die Antioxidanzienzufuhr, desto niedriger der Blutdruck.

Im Wein wirken jedoch noch andere blutdrucksenkende Substanzen, sogar pharmazeutisch wirksame Stoffe, die auch in blutdrucksenkenden Medikamenten aus der Apotheke vorkommen: die ACE-Hemmer, benannt nach ihrem Wirkmechanismus *(Angiotensin-Converting Enzyme)*. Solche natürlichen Blutdrucksenker aus Lebensmitteln könnten vielversprechende Elemente sein für eine »gesündere Ernährung«, urteilten auch Wissenschaftler des deutschen Bundesforschungsinstituts für Lebensmittel und Ernährung (Max-Rubner-Institut, MRI).

Darm

Der Wein verbessert das Mikroklima im Darm und kann so das Befinden beeinflussen und vor Krankheiten schützen.

Viele der positiven Gesundheitseffekte des Weins werden von Medizinern auf die Wirkungen im Verdauungstrakt zurückgeführt. Die Inhaltsstoffe des Weins beeinflussen das sogenannte Mikrobiom, die Zusammensetzung der Bakteriengemeinschaft dort, was fundamentale Auswirkungen auf den gesamten Zustand des Organismus hat, auf die Abwehrkräfte, aber auch auf die Psyche. Denn große Teile des → Immunsystems haben ihren Sitz in dieser Körperregion; die Gefühle entstehen hier, die Nahrungsversorgung wird von hier aus gesteuert, und ebenso wird das Körpergewicht reguliert.

Die nachweislich positiven Wirkungen bei den großen chronischen Zivilisationskrankheiten, aber auch bei akuten Erkrankungen wie etwa Erkältungen, sogar Lebensmittelvergiftungen, können deshalb mit den Effekten im Verdauungstrakt zusammenhängen, vermuten Mediziner.

Zwar hat eine Überdosis von Alkohol erwiesenermaßen schädliche Auswirkungen auf das Immunsystem. Doch hatten auch verschiedene Studien zur Überraschung von Ärzten gezeigt, dass beispielsweise bei Lebensmittelvergiftungen in größeren Gruppen diejenigen besser davonkamen, die Alkohol in Maßen zu sich genommen hatten. Um dem Phänomen auf den Grund zu gehen, haben Forschergruppen in den USA sogar Affen zu regelmäßigem Alkoholgenuss motiviert, wobei überraschenderweise manche unter ihnen von sich aus zu moderatem Trinkverhalten neigten, andere hingegen zu heftigem.

Die »maßvollen« Trinker hatten einen Blutalkoholspiegel von 0,2 bis 0,4 Promille, die »starken« mehr als 0,8 Promille. Auto fahren mussten sie natürlich nicht, aber ihr Körper zeigte messbar unterschiedliche Reaktionen, wie die Forscher um die Molekularbiologin Ilhem Messaoudi beobachteten. Bei den maßvollen Trinkern war die Immunreaktion verbessert, bei den starken hingegen verschlechtert.

»Diese überraschenden Ergebnisse«, sagte Professorin Messaoudi, »deuten darauf hin, dass einige der positiven Auswirkungen eines moderaten Alkoholkonsums durch die Stärkung des körpereigenen Immunsystems zum Ausdruck kommen können.«

Dabei spielt indessen nicht nur der Alkohol eine Rolle, auch die nichtalkoholischen Phenole sind beteiligt. Sie scheinen auch für die antibakteriellen Effekte des Weins verantwortlich zu sein (→ Immunsystem).

Mittlerweile haben diverse Wissenschaftlerteams detailliert ausgezählt, wie der Wein und seine phenolischen Bestandteile die Verhältnisse unter den Bakterienfamilien im Darm zum Positiven verändern und damit auch den Gesundheitsstatus der Genießer*innen. So fanden spanische Wissenschaftler heraus, dass dadurch solche Mikroben sich besonders vermehren, die als hilfreich gelten, zum Beispiel aus den Gattungen *Prevotella* und *Bacteroides*, auch *Bifidobacterium*, auch Mikroben wie *Eggerthella lenta* oder *Blautia coccoides* sowie *Eubacterium rectale*, und das binnen vier Wochen, allein durch den »täglichen Verzehr« von Rotweinpolyphenolen, wie die Forscher um die Biologin María Isabel Queipo Ortuño vom Biomedizinischen Forschungslabor des Krankenhauses zur Jungfrau Victoria (Hospital Virgen de la Victoria) in Málaga feststellten.

Und parallel verbesserte sich der gesamte gesundheitliche Status, die Risikomarker für das Herz, die Cholesterinwerte, die sogenannten Triglyzeride und auch der Blutdruck. So meinten auch australische Forscher um Victoria Nash 2018 in einer Studie für das Fachorgan *Food Research International:* »Die Aufnahme von Polyphenolen aus Trauben und Rotwein« könnte im Darm zu einer »positiven mikrobiellen Ökologie beitragen« und damit »den Nutzen für die menschliche Gesundheit erhöhen«.

Kurzfristige Einnahme von Wein ist also wirkungslos, wie eine deutsche Forschergruppe vom staatlichen Max-Rubner-Institut (MRI) herausgefunden hatte. Eine »Einzeldosis« von 0,5 Liter Rotwein brachte ebenso wenig wie purer Alkohol in einer zwölfprozentigen Verdünnung, entalkoholisierter Rotwein und auch roter Traubensaft.

Folge für die Immunmarker: unerheblich. Fazit: »Akuter Konsum« von solchen Getränken bringt gar nichts, jedenfalls »keinen Effekt für das Immunsystem«. Wer seine Mikrobengemeinschaft im Verdauungstrakt also nachhaltig stärken möchte, muss maßvoll, aber vor allem regelmäßig Wein trinken.

Depression

Maßvoller Weingenuss kann vor Depressionen schützen. Dass Wein die Stimmung hebt, gehört zur Alltagserfahrung.

Förderlich für die mentale Gesundheit ist er natürlich nur bei maßvollem Genuss, chronischer Überkonsum hingegen kann seinerseits zu psychischen Problemen und auch zu Depressionen führen.

Wirksam scheinen auch hier vor allem die nichtalkoholischen Bestandteile zu sein – und womöglich eine bislang nicht angemessen gewürdigte Fähigkeit des Weins, zur Vermehrung psychoaktiver Substanzen wie etwa der Omega-3-Fette beizutragen.

Mehrere wissenschaftliche Untersuchungen haben die positiven Effekte maßvollen Weingenusses für die mentale Gesundheit nachgewiesen. Zwei bis sieben »Drinks« pro Woche, also täglich bis zu etwa 0,15 Liter, können das Depressionsrisiko um 32 Prozent senken. Das kam bei einer Untersuchung heraus, in der es um die Bedeutung einer Mediterranen Ernährung für die Gesundheit geht: der PREDIMED-Studie *(Prevención con Dieta Mediterránea oder auch Prevention with Mediterranean Diet).*

Die Studie spanischer Wissenschaftler von der Universität von Navarra in Pamplona machte auch auf die anderen Ursachen für Depressionen aufmerksam: Jobverlust, Liebesleid, Finanzprobleme. Die Mediterrane Ernährung allerdings könne den Umgang des Organismus mit dieser Art von Stressoren beeinflussen, und dabei ist der Wein natürlich ein ganz wichtiges Element. Andere alkoholische Getränke konsumierten die Teilnehmer bei dieser Untersuchung zu selten, als dass es eine genaue Analyse gelohnt hätte.

Bei der Dosisfrage zeigte sich ein sinkendes Risiko für eine Depression mit wachsendem Weinkonsum – bei der höchsten Menge allerdings, mehr als 40 Gramm Alkohol und mithin knapp zwei Viertel am Tag, stieg das Risiko, doch war dieser Befund aufgrund der wenigen Vieltrinker unter den 5505 Versuchspersonen nicht statistisch signifikant und im Übrigen sehr uneinheitlich: Die Depressionsneigung war ebenfalls stark gesunken, bei anderen hatte sie sich mehr als verdoppelt.

Bei einer früheren Untersuchung der Wissenschaftler dieser Universität, bei der auch nach Geschlechtern unterschieden wurde, zeigte sich, dass eine höhere Dosis bei Frauen die Depressionsraten signifikant erhöht, bei Männern hingegen nicht unbedingt. Insofern gibt es eine J-Kurve diesbezüglich nur bei Frauen, so das Fazit in dieser SUN-Studie *(Seguimiento Universidad de Navarra,* auf Deutsch etwa: Erhebung der Universität Navarra).

Die Männer waren selbst bei mehr als 25 Drinks pro Woche, also mehr als einem halben Liter Wein am Tag, mental immer noch besser drauf als Abstinenzler und hatten im Vergleich zu ihnen ein um 25 Prozent verringertes Risiko für Depressionen – im Durchschnitt. Bei manchen Vieltrinkern hat sich das Risiko aller-

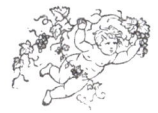

dings auch erhöht, bei anderen allerdings sogar um bis zu 60 Prozent verringert.

Unter den alkoholischen Getränken scheint der Wein auch hinsichtlich der mentalen Gesundheit eine Sonderrolle zu spielen, und seine positiven Wirkungen im Mentalen verdankt er eben nicht (nur) dem Alkohol, sondern auch nichtalkoholischen Bestandteilen, insbesondere den Polyphenolen, und auch sie können vor Depressionen schützen. Das zeigte eine andere Studie, in der es wiederum um die Mediterrane Ernährung ging: die MEAL-Studie *(Mediterranean Healthy Eating, Lifestyle and Aging).*

Die Gruppe von Forschern aus Cambridge und Catania um Justyna Godos fand dabei heraus, dass nur die Polyphenole aus zwei Lebensmittelgruppen depressive Symptome signifikant bekämpften: aus Zitrusfrüchten (was der Volksmund ja schon lange wusste: sauer macht lustig) und aus dem Wein. Das sensationelle Ergebnis: Tatsächlich hatten sowohl Zitrusfrüchte als auch der Wein bewirkt, dass depressive Symptome bei denen, die am meisten davon aufnahmen, im Vergleich zu jenen mit dem geringsten Verzehr, nur noch halb so oft auftraten.

Die antidepressive Wirkung dieser Stoffgruppe könnte mit ihren Effekten im Verdauungstrakt zusammenhängen, wo bekanntlich die Gefühle entstehen und wo beispielsweise die Phenole aus dem Rotwein nachweislich die Zusammensetzung der Bakteriengruppen positiv verändern (→ Darm). Auch hier könnte wieder das Resveratrol eine Rolle spielen, bei einschlägig veranlagten Ratten jedenfalls hat es die Symptome von Depression und Ängstlichkeit nachweislich verringert, wie 2016 eine chinesische Forschergruppe um Jin-Fang Ge nachgewiesen hat.

Möglicherweise spielt auch eine bislang kaum beachtete Fähigkeit des Weins eine Rolle, die Level der Omega-3-Fette im Organismus zu erhöhen. Das hatte beispielsweise eine internationale Studie im Rahmen des IMMIDIET-Projekts gezeigt.

Diese Fette haben vielfältige Wirkungen im Körper, etwa auf das → Herz; sie können aber auch das psychische Befinden verbessern. Omega-3-Fette kommen beispielsweise in Leinöl, aber auch in fetten Fischen vor, weswegen französische Forscher aus Grenoble um Michel de Lorgeril im *American Heart Journal* schon von einem »fischähnlichen Effekt moderaten Weintrinkens« sprachen.

Diabetes

Wein ist gut gegen die Zuckerkrankheit Diabetes. Er kann, in Maßen genossen, nicht nur vorbeugend helfen, sondern sogar, wenn die Krankheit schon diagnostiziert ist, das Fortschreiten verlangsamen und das Risiko für Folgekrankheiten verringern.

Dabei gilt auch hier: Übermäßiger Konsum von Alkohol erhöht das Risiko. Über diese J-förmige Beziehung haben diverse Forschergruppen berichtet, etwa eine niederländische um Lando L.J. Koppes 2005 im Fachjournal *Diabetes Care*. Die wirksamste Dosis lag bei etwa ein bis zwei Vierteln Wein am Tag (bis zu 48 Gramm Alkohol). Damit verringerte sich das Diabetesrisiko um etwa 30 Prozent. Weniger als sechs Gramm, also 0,06 Liter und mithin nur ein paar Schluck Wein am Tag verringert das Diabetesrisiko aber um lediglich 13 Prozent im Vergleich zu Abstinenzlern. Erst wenn es mehr wird als ein halber Liter Wein am Tag, liegt das durchschnittliche Diabetesrisiko auf dem Niveau von Abstinenzlern. Für diese Erkenntnisse hatten die Holländer eine ganze Reihe von Studien mit insgesamt 369 862 Versuchspersonen ausgewertet.

Bei Frauen könnte regelmäßiger Weingenuss in angemessener Dosierung das Risiko sogar um bis zu 40 Prozent reduzieren; zu diesem Fazit gelangte eine Autorengruppe der Harvard University, die sich mit den Ergebnissen der *Nurses' Health Study* mit US-amerikanischen Krankenschwestern beschäftigt hatte. Und wenn sie etwa ein Viertel Wein am Tag trinken (15 bis 29 Gramm

Alkohol), können sie das Risiko sogar um fast 60 Prozent reduzieren, so eine große Studie von Forschern der Harvard University und dem University College in London unter Leitung von S. Goya Wannamethee. An der Studie hatten 109 690 Frauen im Alter von 25 bis 42 Jahren teilgenommen, ebenfalls aus der »Nurses' Health«-Gruppe.

Unter den verschiedenen alkoholischen Getränken scheint auch beim Kampf gegen die Zuckerkrankheit der Wein am wirksamsten. Hier sind sich die Wissenschaftler weitgehend einig. Unterschiede gibt es bei der Dosierung, abhängig offenbar auch vom Ort der Untersuchung und auch der ethnischen Zugehörigkeit der Versuchspersonen.

Bei Koreanern etwa beginnt die kritische Zone schon in einer Menge, die bei Westlern das Risiko noch verringert: Mehr als 30 Gramm am Tag, also 0,3 Liter, erhöhen dort das Diabetesrisiko schon um knapp 50 Prozent, das ergab eine Studie von Dae-Yeon Lee und anderen, 2017 in *Nature Scientific Reports* veröffentlicht.

Bei dänischen Männern zum Beispiel soll ein kleines Bier am Tag, also 0,25 Liter, das Diabetesrisiko um 21 Prozent reduzieren – bei einem Glas Wein, also 0,15 Liter, steigt dieser Wert auf 30 Prozent. Das kam bei einer Studie unter Leitung von Janne Tolstrup von Dänemarks Nationalem Institut für Öffentliche Gesundheit in Kopenhagen heraus (Statens Institut for Folkesundhed).

Bei Frauen scheint die Wahl des richtigen alkoholischen Getränks offenbar besonders wichtig zu sein. Wenn sie Wein trinken, können sie ihr Diabetesrisiko schon reduzieren, wenn sie ein Glas in der Woche trinken. Die optimale Dosis liegt aber bei etwa einem Drink am Tag, wenn es sich um Wein handelt, also bei 0,15 Liter. Wenn sie hingegen einen Wodka am Tag kippen oder andere Spirituosen, verdoppeln sie damit fast ihr Risiko für die Zuckerkrankheit.

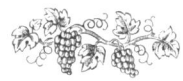

Tatsächlich scheint vor allem der Wein am Werk zu sein, wenn von der Schutzwirkung des Alkohols die Rede ist. Das war das Fazit einer internationalen Forschergruppe mit Manuela Neuenschwander an der Spitze vom Deutschen Diabetes Zentrum in Düsseldorf, 2019 veröffentlicht im *British Medical Journal:* »Insbesondere Wein« verringert das Diabetesrisiko, so die Bilanz der Forscher nach ihrer »Schirmübersicht«, bei der sie 53 einzelne wissenschaftliche Übersichtsarbeiten ausgewertet hatten.

»Wein scheint hilfreicher beim Schutz vor Diabetes Typ 2 zu sein als Bier oder Spirituosen«, so formulierte es im Jahr 2017 auch eine chinesische Autorengruppe um Jin Huang in einer der *Reviews* im *Journal of Diabetes Investigation*, die das Ergebnis mehrere Einzelstudien zusammengefasst hatte. Und auch in einer australischen Studie aus dem Jahr 2006 war Wein »das einzige Getränk«, das den Schutzeffekt hatte. Die beste Präventionswirkung lag hier bei 20 bis 30 Gramm am Tag, also etwa bei einem Viertelliter.

Verantwortlich für die Schutzeffekte sind offenbar die Wirkungen des Weins auf die Verarbeitungsmechanismen im Körper, den sogenannten Metabolismus. So kann zum Beispiel Wein, roter wie weißer, den Level des Zuckerverarbeitungshormons Insulin absenken.

Eine Rolle könnten auch hier die Polyphenole spielen. In diversen Studien – unter anderen eine Studie von Bonner Forschern um Johanna Rienks, die 2018 im *American Journal of Clinical Nutrition* publiziert wurde – sind die Wirkungen untersucht worden, und dabei wurde auch festgestellt, dass Resveratrol und vergleichbare Substanzen das Diabetesrisiko mehr als halbieren können. Allerdings raten die Forscher von isolierter Verabreichung ab. »Die langfristigen Risiken und Vorteile einer Supplementation mit Resveratrol sind unbekannt«, schreibt eine chinesische Autorengruppe 2017 in einem Artikel zum Thema in

Nutrition & Metabolism. Bei Resveratrolaufnahme auf traditionellem Weg mit dem täglichen Glas Wein sieht das natürlich ganz anders aus.

Erkältung

Wein kann vor Erkältungen schützen. Er stärkt offenbar die Abwehrkräfte des →Immunsystems und sorgt dafür, dass der Organismus den Angriffen von Krankheitserregern trotzen kann.

So haben Weintrinker nur durchschnittlich halb so oft eine Erkältung wie Abstinenzler, wie eine Forschergruppe unter Leitung von Bahi Takkouche, Professor für Epidemiologie an der Universität in Santiago di Compostela, herausfand.

Die individuelle Schutzwirkung war allerdings abhängig von der jeweiligen Dosis. Die intensivste Wirkung wurde mit einem Glas am Tag, also 0,15 Liter, erzielt: eine Reduktion des Erkältungsrisikos um stolze 70 Prozent. Bei einer etwas höheren Dosis, bis zu höchstens zwei Gläser, wurde das Risiko um 50 Prozent gesenkt, und 40 Prozent weniger Erkältungen waren es bei jenen Testpersonen, die sich mit mehr als 0,3 Liter am Tag imprägniert hatten, verglichen mit Abstinenzlern.

Eine noch stärkere Resistenz gegen Erkaltung ermittelten die Forscher übrigens bei den Untersuchungsteilnehmern, die nur Rotwein tranken. Sie waren sich hier aber wegen begrenzter Datengrundlage nicht ganz so sicher, weil »nur sehr wenige Testpersonen ausschließlich Rotwein – also überhaupt keinen Weißwein – tranken.«

An der Studie, die von Oktober 1998 bis September 1999 lief, nahmen 4287 Mitarbeiter im Alter von 21 bis 69 Jahren von fünf Universitäten in der spanischen Region Galicien und den Kanarischen Inseln teil. Über zwölf Monate mussten sie alle zehn Wochen Fragebögen über ihre Trinkgewohnheiten, ihr Rauchverhalten und andere medizinische und lebensstilbezogene

Faktoren ausfüllen. Ausgeschlossen wurden alle, die Allergien, Asthma oder schon vor dem Start der Studie eine Erkältung hatten. Die restlichen 4272 Probanden sollten ihre Symptome wie laufende Nase, Niesen, Verstopfung, Husten, Schüttelfrost und Kopfschmerzen auf einer Skala von null (keine Symptome) bis drei (intensive Symptome) bewerten.

Im Laufe der Studie diagnostizierten die Forscher 1353 Erkältungsfälle – dass darunter auffällig viele Abstinenzler waren, war nicht ganz überraschend. Schon 1993 hatten unter der Leitung von Professor Sheldon Cohen Forscher der Carnegie Mellon University in Pittsburgh ein ähnliches Ergebnis im *American Journal of Public Health* publiziert. Dabei ging es indessen nur undifferenziert um »Alkohol«.

Die Spanier um Professor Takkouche untersuchten auch die Effekte von anderen alkoholischen Getränken, fanden dabei allerdings keinen Schutzeffekt. Sie führten das »auf die präventive Wirkung von nichtalkoholischen Verbindungen im Wein« zurück. Während Alkohol als solcher die Abwehr schwächt, vor allem bei chronischer Aufnahme in hoher Dosis, wirken sich demnach die zusätzlichen Inhaltsstoffe im Wein, insbesondere dem roten, positiv auf das →Immunsystem aus.

Herz

Moderater Weingenuss kann das Herz schützen. Er wirkt dabei teilweise sogar besser als die einschlägigen Medikamente zur Vorbeugung.

Bisher standen eher die schädlichen Effekte einer Überdosis Alkohol im Vordergrund. Doch nun warnen schon Mediziner davor, dass auch Abstinenz zum Gesundheitsrisiko werden kann, vor allem für das Herz. Die maßgeblichen Vereinigungen möchten aber dennoch nicht empfehlen, damit jetzt zu beginnen. So warnt etwa die American Heart Association (AHA) nachdrücklich vor den Folgen der Trunksucht, bis hin zum plötzlichen Herztod, räumt aber ein, dass manche Studien »Vorteile« namentlich des maßvollen Weingenusses festgestellt haben. So hatten Wissenschaftler wie etwa der Franzose Serge Renaud und seine Forscherkollegen von der Universität Bordeaux seit Längerem beobachtet, dass die Menschen in Ländern mit höherem Weinkonsum weniger Herzprobleme haben.

Hinweise auf Schutzeffekte fanden auch dänische Wissenschaftler in ihrer *Copenhagen City Heart Study* seit den 1970er-Jahren. Zwar gebe es noch keinen »Konsens« unter den Herzspezialisten in aller Welt, fasste das Fachmagazin *Circulation* (Kreislauf) nach Durchsicht der vorliegenden Daten im Jahr 2017 zusammen, doch »extensive epidemiologische Unterstützung« für die Beobachtung, dass Wein »Vorteile gegen chronische Herz-Kreislauf-Erkrankungen« bieten könne. Eine »leichte bis mittelschwere Aufnahme« sei »kardioprotektiv«, also herzschützend. Das hätten »epidemiologische und experimentelle Untersuchungen« ergeben.

Nach einer Vielzahl von Studien kann es als gesichert gelten, dass Wein, namentlich der rote, das Herz schützt – in geringerem Maße auch andere alkoholhaltige Getränke. Geschädigt werden kann das Herz durch übermäßigen Alkoholkonsum auf der einen Seite – und auch durch Abstinenz.

Das war auch das Ergebnis einer Untersuchung, die 2017 im *British Medical Journal* erschienen ist. Eine britische Forschergruppe unter Leitung von Steven Bell von der Universität Cambridge hatte die elektronisch gespeicherten Gesundheitsdaten von 1 937 360 Erwachsenen ausgewertet, davon genau 51 Prozent Frauen.

Erwartungsgemäß zeigte sich, dass übermäßiger Alkoholkonsum die Gefahren fürs Herz erhöhen kann. Überraschend aber war damals die Beobachtung, dass auch Abstinenz gefährlich ist: Denn auch diejenigen unter den Versuchspersonen, die gar keine alkoholischen Getränke zu sich nehmen, hatten ein erhöhtes Risiko.

Beim Herzinfarkt (Myokardinfarkt) erhöht die Abstinenz das Risiko beispielsweise um bis zu 41 Prozent, und das Risiko, an Herzleiden zu sterben, steigt bei den Alkoholverächtern sogar um bis zu 76 Prozent, verglichen mit den maßvollen Genießern gemäß den offiziellen Richtlinien von täglich beispielsweise 0,25 Liter Wein für Männer und etwas mehr als 0,15 für Frauen. Doch auch eine höhere Dosis war bei einigen Herz-Kreislauf-Krankheiten mit einem geringeren Risiko verbunden, etwa für einen Infarkt.

Immer mehr Studien stützen die Evidenz für die herzschützende Wirkung des Alkohols, vor allem des Weins. So hatten Menschen, die ein bis drei Drinks am Tag zu sich nehmen, also 0,1 bis 0,3 Liter Wein, nach einer Studie, die schon 1999 im *British Medical Journal* erschienen ist, ein bis zu 40 Prozent geringeres Risiko für koronare Herzkrankheiten im Vergleich zu Abstinenzlern.

Bei Frauen reduzierte Alkohol in Maßen genossen das Herzrisiko sogar um 60 Prozent. Das hatte die *Nurses' Health Study* ergeben. »Im Vergleich zu Nichttrinkerinnen hatten Frauen, die maßvolle Mengen Alkohol konsumierten, eine um 40 bis 60 Prozent niedrigere Rate an koronaren Herzkrankheiten«, so fasste eine Forschergruppe um Elizabeth Mostofsky von der Harvard T. H. Chan School of Public Health die Datenlage zusammen.

Somit ist der Wein in seiner Schutzwirkung für das Herz den Cholesterinsenkern (Statine) ebenbürtig oder sogar überlegen. Deren Erfolgsquote liegt bei 50 Prozent: Wenn also 100 Menschen diese Mittel nehmen, kriegt einer von ihnen einen Herzinfarkt, wenn die 100 Menschen nichts tun, sind es zwei Prozent – oder sogar nur 0,35 Herz-Fälle mit Cholesterinsenkern und 0,76 ohne, wie sich im Rahmen der berühmten Jupiter-Studie *(Justification for the Use of Statins in Prevention: An Intervention Trial Evaluating Rosuvastatin)* gezeigt hatte.

Von den verschiedenen alkoholhaltigen Getränken ist es vor allem der Wein, der das Herz schützt. Offenbar verbessert er die Cholesterinwerte; er verringert die Verstopfung der Adern und hält sie noch besser sauber als purer Alkohol. Speziell Rotwein verbessert auch den Zustand der Zellwände in den Blutbahnen, was das Herz-Kreislauf-Risiko ebenfalls verringert.

Möglicherweise wirkt der Wein auch über einen Umweg herzschonend – weil er im Darm die Bakterienfamilien positiv beeinflusst, vermutet eine chinesische Forschergruppe. Dafür seien die speziellen Inhaltsstoffe im Wein verantwortlich, in erster Linie die Polyphenole. Sie gelten als wesentliches Element beim Herzschutz durch Wein: »Polyphenole sind gute Kandidaten«, sagt der Straßburger Professor Jean-Claude Stoclet, um die »kardiovaskuläre Schutzwirkung von Wein zu erklären«.

Insbesondere das Resveratrol wird für die herzschützende Wirkung verantwortlich gemacht. Es soll gleich in mehrfacher Hinsicht auf das Herz wirken, indem es in Signalabläufe und Befehlsketten eingreift und so die Adern säubert und den Kreislauf stützt. Und die Resveratrolmengen im Wein reichen tatsächlich aus, um etwa die Bildung von Blutplättchen zu verhindern, wie eine Studie von Wissenschaftlern der Universität Perugia um Paolo Gresele nachweisen konnte. Die Versuchspersonen bekamen 15 Tage lang jeweils 0,3 Liter Wein. Ergebnis: Durch dieses »kontrollierte Trinken von Wein« konnte dank einer messbaren Steigerung der Resveratrolkonzentration im Blut die »Blutplättchenbildung gehemmt werden«. Und dies wiederum kann den Autoren der Studie zufolge »zu den positiven Auswirkungen einer moderaten Weinaufnahme« auf Herz-Kreislauf-Erkrankungen beitragen.

Möglicherweise spielt bei den positiven Wirkungen des Weins auf das Herz auch die Salicylsäure eine Rolle, der Wirkstoff in der Aspirin-Tablette, der nach diversen Untersuchungen ebenfalls herzschützende Wirkungen hat, oder auch die bislang kaum beachtete Fähigkeit des Weins, die Level der Omega-3-Fette im Organismus zu erhöhen. Sie haben möglicherweise nicht nur einen positiven Einfluss bei → Depressionen, sondern auch für die Herzgesundheit.

Immunsystem

Mäßiger, aber regelmäßiger Weingenuss ist gut für das Immunsystem. Er schützt damit vor Krankheiten aller Art, aber auch vor → Allergien und Unverträglichkeiten.

Als Ursache gilt unter anderem die positive Wirkung der Inhaltsstoffe auf die mikrobiologische Vielfalt im → Darm, dem Hauptsitz der Körperabwehr. Der Wein wirkt dort modulierend und ausgleichend; er stärkt die Abwehr, schützt vor Angreifern, verhindert auch Überreaktionen der Abwehrkräfte, die zu Allergien, aber auch Entzündungen und damit den modernen Zivilisationskrankheiten führen können.

Bisher standen auch hier die negativen Wirkungen einer Überdosis Alkohol im Zentrum des Interesses, die nachweislich die Immunabwehr schwächen kann. Beispielsweise führt er zu »Funktionsstörungen« bei der Aktivierung von natürlichen Killerzellen, schreibt Javier Romeo vom Spanischen Nationalen Forschungsrat in einem Überblick zur Forschungslage im *British Journal of Nutrition*. Zudem »scheint Alkohol die Fähigkeit der weißen Blutkörperchen zu beeinträchtigen, an Orte der Verletzung und Infektion zu wandern«, und verzögert damit die Wundheilung. Bei massivem Dauerkonsum von Alkohol sind Romeo zufolge die Abwehrmechanismen »nachweislich erschöpft«. »Andererseits«, sagt der Wissenschaftler, scheint ein »maßvoller Alkoholkonsum« positive Auswirkungen auf das Immunsystem zu haben – und zwar sowohl »im Vergleich zu Alkoholmissbrauch« als auch zur »Abstinenz«.

Vor allem der Wein stärkt offenbar die Abwehr und wirkt so gegen ein überraschend breites Spektrum von klassischen Krankheitserregern und sogar Giften, ausweislich jener US-Regierungsstudie, in der die Forschungslage von Mendel Friedman vom Agricultural Research Service (ARS), der obersten Forschungseinrichtung des U.S. Department of Agriculture, zusammengefasst wird.

Demnach wirkt der Wein gegen eine Vielzahl von Viren, etwa Rhinoviren, auch Rotaviren, Hepatitisviren, Cytomegaloviren und schließlich Noroviren. Der Wein wirkt sogar gegen Pilze, wie *Candida albicans*, selbst gegen Parasiten wie *Trichomonas vaginalis* und gegen Gifte, die von Mikroorganismen erzeugt werden, wie Ochratoxin A oder das Shiga-Toxin. Der Wein tötet weit verbreitete Bakterien, die zu Lebensmittelvergiftungen führen können, wie *Campylobacter, E.coli, Listeria* und *Salmonella*, aber auch *Helicobacter pylori*, der als Krebsauslöser im Verdacht steht – und sogar gefürchtete Seuchenerreger wie jenes Bakterium, das die Cholera auslöst, *Vibrio cholerae*.

Sogar noch in Verdünnung kann der Wein die Choleraerreger neutralisieren. So wiesen Wissenschaftler aus dem schottischen Inverness im Jahr 2011 nach, dass der Wein tatsächlich imstande ist, *Vibrio cholerae* binnen Minuten abzutöten, und damit wirkt wie Penicillin – und weitaus besser als andere alkoholische Getränke, ja sogar als Alkohol selbst: *Vibrio cholerae* überlebte selbst in Wasser mit nur 6,25 Prozent Wein keine 30 Minuten, berichteten sie staunend in einem wissenschaftlichen Aufsatz *(Alcohol and Cholera)* – der Effekt sei sogar noch »dramatischer« gewesen als bei Gin, eher vergleichbar mit Penicillin, das als erstes Antibiotikum ab 1928 zur Verfügung stand.

Völlig gerechtfertigt war es also aus heutiger naturwissenschaftlicher Sicht, dass der Wein noch bis zur Hamburger Choleraepidemie im Jahr 1892 zur Sterilisation von Wasser verwen-

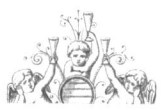

det wurde, um die Ausbreitung der Krankheit zu begrenzen. Und nachvollziehbar war nach heutigem Erkenntnisstand auch, dass die Ortskrankenkasse in Heidelberg im gleichen Jahr in Absprache mit den Kassenärzten Wein zur verschreibungsfähigen Arznei erklärte.

Auch bei einem Ausbruch von Hepatitis A im Jahr 1992 nach einem Austernessen mit über 80 Gästen in Panama City im US-Bundesstaat Florida traf es jene Teilnehmer weniger schwer, die Getränke mit mehr als 10 Prozent Alkohol zu sich genommen hatten, wie eine offizielle Untersuchung des US-amerikanischen Seuchenbehörde Center for Disease Control (CDC) ergeben hatte.

Ähnlich war es bei einem Salmonellenausbruch nach einem Festbankett mit 120 Gästen im Jahre 2000 im spanischen Castellón nahe Valencia. Auch dort hatten Wissenschaftler festgestellt, dass mehr Abstinenzler erkrankt waren als Menschen, die alkoholische Getränke zu sich genommen hatten und dadurch offenbar gewappnet waren gegen die Attacken der Erregerin *Salmonella ohio*. Die Wissenschaftler hatten das Trinkverhalten bei dem Bankett untersucht und festgestellt, dass diejenigen Gäste, die zum Essen keinen Alkohol getrunken hatten, deutlich häufiger mit den *Salmonella*-Symptomen zu kämpfen hatten: Bauchkrämpfe, Fieber, Erbrechen, Durchfall und Kopfschmerzen. Besser ging es jenen, die Bier, Wein oder Champagner getrunken hatten – und am besten jenen, die mehr als 40 Gramm Alkohol während der Veranstaltung zu sich genommen hatten, also beispielsweise knapp zwei Viertel Wein. Dank der »Schutzwirkung des Alkohols«, so die Forscher, hatten von ihnen nur 54 Prozent Symptome gezeigt, von den Abstinenzlern aber 95 Prozent.

Noch deutlicher war der Schutzeffekt bei einem Vorfall in Portugal: Es war eine Mittagsparty im Norden des Landes, über die *Eurosurveillance* berichtete, das offizielle Mitteilungsorgan der Europäischen Seuchenüberwachungsbehörde ECDC (European

Centre for Disease Prevention and Control). Denn nach der Party wurden die Gesundheitsbehörden eingeschaltet, weil 124 von 400 bis 500 Gästen in drei umliegende Krankenhäuser eingeliefert werden mussten: Sie alle hatten Durchfall und Bauchschmerzen. Manchen war es auch noch übel; sie mussten sich erbrechen, bekamen sogar Fieber – einige erst am dritten Tag nach dem Essen.

Die 124 Patienten wurden befragt, ebenso wie 94 Teilnehmer, die keine Symptome gezeigt hatten. Dabei kristallisierten sich vor allem zwei Elemente heraus, die unter den 28 Nahrungsmitteln der Party beim Krankheitsausbruch eine Rolle gespielt hatten: Kabeljaugebäck als Auslöser und Rotwein als Schutzschild. »Rotweinkonsum hatte eine schützende Wirkung gegen die Krankheit«, lautete das Fazit der Untersuchung. Von den Rotweinfreunden waren 37 Prozent erkrankt, also nur jeder dritte. Noch besser ging es jenen, die, ganz klassisch, als Aperitif vor dem Essen noch einen Champagner genommen hatten und den Brandy als Digestiv: Dank mehrfacher Imprägnierung waren von ihnen nur 29 Prozent erkrankt.

Ähnliche Schutzraten wurden auch bei Erkrankungen nach jenen ominösen Schlammrennen und Überlebenswettbewerben beobachtet, die offenbar in den Niederlanden Mode sind und bei denen immer wieder Teilnehmer erkranken, weil sie mit dem Schmodder auch Krankheitsauslöser aufnehmen. Allein 2017 gab es in den Niederlanden mehr als 150 solcher Rennen mit 250 000 Teilnehmern.

Die Untersuchung war gestartet worden, weil seit 2010 vermehrt über Erkrankungen nach solchen Outdoor-Überlebenswettbewerben geklagt worden war, darunter seltene Infektionskrankheiten wie die von den Symptomen her grippeähnliche Leptospirose und die häufig sogar tödlich verlaufende Tularämie, die durch das Bakterium *Francisella tularensis* übertragen wird. Geschützt waren insbesondere jene Teilnehmer, die angaben, Alkohol zu konsumieren. Ihr Risiko lag bei etwa einem Drittel, jedenfalls hinsichtlich Problemen im Magen-Darm-Trakt. Ein erhöhtes Risiko hingegen hatten Menschen, die Energydrinks oder gar Saft zu sich nehmen – bis zu 60 Prozent höher war ihr Risiko, durch den aufgenommenen Dreck Schaden zu nehmen.

Wein modifiziert offenbar auch die Wirkung von Alkohol auf Immunzellen. Er kann sogar die schädliche Wirkung, die reiner Alkohol eigentlich hat, begrenzen.

In Maßen wirkt Alkoholgenuss wie eine kleine Impfung, die im Körper Abwehrreaktionen hervorruft. Viele der gesundheitlichen Wirkungen des Weins sind auf den sogenannten Hormesis-Effekt zurückzuführen, bei dem eine geringe Menge Gift auf den Organismus einwirkt und Abwehr- sowie Reparaturprogramme aktiviert. Womöglich spielt bei der Abwehr von Krankheiten auch eine Substanz im Wein eine Rolle, die gewissermaßen eine universelle Selbstschutzwaffe von natürlichen Organismen ist: die Salicylsäure, der weitreichende Vorbeugekräfte zugeschrieben werden, etwa beim → Herz.

Knochen

Wein, in Maßen genossen, kann die Knochen stärken. Er wirkt so dem Abbau in späteren Jahren entgegen und verringert damit das Risiko für die vor allem im höheren Alter gefürchteten Knochenbrüche. Der regelmäßige Weingenuss ist dabei vor allem für Frauen wichtig, die im Alter häufiger an Knochenschwäche (Osteoporose) leiden.

Verantwortlich für die knochenschützende Wirkung sind neben dem Alkohol auch die hormonell wirksamen Inhaltsstoffe des Weins wie Resveratrol. Natürlich möchten die Mediziner*innen niemanden zur Trunksucht verleiten und warnen deshalb auch, dass Alkoholgenuss zu instabiler Mobilität führen kann, weil die Gefahr des Taumelns und Stolperns und damit auch des Stürzens und mithin von Brüchen wächst: »Selbst maßvoller Alkoholkonsum kann zu schlechtem Gleichgewicht und Stürzen führen«, stellen etwa Harvard-Wissenschaftler um Elizabeth Mostofsky mahnend fest.

Dem Alkohol zu entsagen ist allerdings auch keine gute Option, denn auch hier gilt die Regel, dass erhöhter Konsum die Gefahr zwar steigert, Abstinenz aber auch. So hatte etwa eine Professorin von der britischen University of Sussex mit dem passenden Namen Karen Walker-Bone herausgefunden, dass unter anderem heftiges Trinken von Alkohol über lange Zeit die Knochen schwächt, zur Osteoporose führt und die Bruchgefahr erhöht.

Andererseits zeigte sich im Rahmen einer Untersuchung der renommierten Harvard TH Chan School of Public Health in Boston, die 2019 im *American Journal of Clinical Nutrition* veröffentlicht wurde, dass von allen Testpersonen ausgerechnet die Abstinenzlerinnen die schwächsten Knochen hatten. Die Forscher hatten dafür die Daten von 75 180 Krankenschwestern aus der berühmten *Nurses' Health Study* und von 38 398 Männern aus der *Health Professionals Follow-up Study* ausgewertet. Dabei stellte sich heraus: Jeder Schluck Alkohol war besser für die Knochen als Enthaltsamkeit. Alle Teilnehmerinnen, die alkoholische Getränke zu sich nahmen, hatten ein geringeres Risiko, Knochenbrüche zu erleiden, als die Abstinenzlerinnen. Am besten dran waren die Frauen, die täglich fünf bis 20 Gramm Alkohol zu sich nahmen, also bis zu 0,2 Liter Wein. Ein kleines bisschen ist besser als gar nichts, und selbst mit mehr als 20 Gramm am Tag waren die Frauen einem geringeren Risiko ausgesetzt als jene, die keinen Alkohol konsumierten. Übrigens war im Rahmen dieser Untersuchung Rotwein »am deutlichsten« wirksam gegen Knochenbrüche: Mit jedem Glas sank das Risiko um 41 Prozent.

Das Fazit der Forscher lautete also: Alles ist besser für die Knochen als Abstinenz. Ein »niedriger bis maßvoller Alkoholkonsum« und »insbesondere Rotweinkonsum bei Frauen« war mit

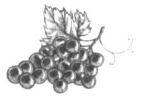

einem »geringeren Risiko für Hüftfrakturen« verbunden – »im Vergleich zu keinem Konsum«. Bei Männern wurden die Knochen in dieser Studie sogar umso stabiler, je mehr sie tranken; selbst bei mehr als 30 Gramm am Tag, also 0,3 Liter Wein, war das Bruchrisiko um 23 Prozent geringer als bei Abstinenzlern. Extremer Überkonsum und die damit einhergehenden Schäden kamen in dieser Studie allerdings nicht vor.

Eine andere Untersuchung in der gleichen wissenschaftlichen Zeitschrift, die zehn Jahre zuvor angestellt worden war, kam allerdings zu dem Ergebnis, dass mehr Whisky oder Wodka – über zwei Drinks am Tag – auch bei Männern zu schwächeren Knochen führen. Besser auch hier: Wein oder Bier. Das Forscherteam um Katherine L. Tucker von der Tufts University in Boston hatte die Daten der berühmten *Framingham-Studie* ausgewertet und festgestellt, dass »maßvoller Alkoholkonsum bei Männern und Frauen nach den Wechseljahren für den Knochenbau von Vorteil sein« könne. Bei Frauen, die vor allem Wein tranken, war die Wirkung auf die Knochen am stärksten; sie waren um bis zu 8,3 Prozent stabiler als bei Abstinenzlerinnen. Als optimale Dosis wurden auch hier bei Frauen 0,2 Liter Wein am Tag ermittelt. Wenn sie allerdings den Konsum einstellten, beschleunigte sich der Knochenabbau. Das zeigte 2012 eine Studie einer Gruppe von US-Forschern unter der Leitung von Jill A. Marrone von der Oregon State University.

Für starke Knochen sorgen dabei übrigens neben dem Alkohol auch nichtalkoholische Bestandteile im Wein, die hormonelle Wirkung entfalten. Dabei spielt Resveratrol eine Rolle, das wie das weibliche Geschlechtshormon Östrogen wirkt und deshalb beispielsweise in wechseljahresbedingte Veränderungen eingreift. Wichtiger noch sind womöglich andere hormonell wirksame Substanzen wie beispielsweise ein Stoff namens Kaempferol, wie österreichische Wissenschaftler 2009 herausfanden. Resveratrol spielt ihnen zufolge demgegenüber nur eine »mindere Rolle« bei den gesundheitlichen Effekten des moderaten Weingenusses.

Leber

Wein kann überraschenderweise sogar von Vorteil für die Leber sein – jedenfalls bei moderatem Genuss.

Verantwortlich sind dafür vorwiegend die nichtalkoholischen Bestandteile. Der enthaltene Alkohol hingegen wird im Übermaß bekanntlich zu einem wachsenden Problem für dieses Organ.

Frauen sind dabei noch erheblich empfindlicher, weil sie weniger vertragen. So steigt bei ihnen gemäß einer Forschungsübersicht von Hannes Hagström vom Stockholmer Karolinska Institut das Risiko, an Leberleiden zu erkranken oder gar zu sterben, schon ab 20 Gramm Alkohol am Tag, also etwa 0,2 Liter Wein, bei Männern erst ab 30 Gramm, also 0,3 Liter. Das Risiko, an Leberkrebs zu erkranken, steigt für sie schon ab zwei Gläsern Wein am Tag, bei Männern erst ab dreien.

Doch der Wein unterscheidet sich bei moderatem Genuss offenbar von anderen Getränken auch in seiner Wirkung auf die Leber. So ist ausgerechnet im Süden Frankreichs, wo besonders viel Wein getrunken wird, die Rate bei der alkoholbedingten Leberzirrhose auffallend niedrig. Auch hier ist also zu differenzieren zwischen den verschiedenen alkoholischen Getränken. Zwar erhöhen sie das Risiko für eine solche Zirrhose – doch wenn sich der Anteil des Weins unter den konsumierten alkoholischen Getränken erhöht, sinkt das Risiko. So kamen unter anderem dänische Wissenschaftler zu dem Schluss, dass das Risiko signifikant verringert wird, wenn Wein 30 bis 50 Prozent der Gesamtdosis ausmacht. »Im Vergleich zu Bier und Spirituosen könnte Wein mit einem geringeren Risiko für eine alkoholische Leberzirrhose verbunden sein«, betont Gro Askgaard vom Nationalen Institut für Öffentliche Gesundheit in Kopenhagen. Sie

hatte im Jahr 2015 in einer Studie mit 55 917 Teilnehmern festgestellt, dass nur 257 Männer und 85 Frauen davon betroffen waren, vorwiegend schwere Alkoholkonsumenten. Wer wenig trinkt, hat ein weitaus geringeres Risiko – vor allem, wenn es Wein ist. Mehr noch: Der Wein kann offenbar vorbeugend wirken gegen die sehr viel häufiger auftretende Nichtalkoholische Fettleberkrankheit (*Non-alcoholic fatty liver disease,* kurz *NAFLD*), von der in Europa bis zu 30 Prozent der Bevölkerung betroffen sein sollen.

Das zeigte eine Studie der Universität von Kalifornien in San Diego in der Leber-Fachzeitschrift *Hepatology.* Die Auswertung der Daten von etwa 11 750 Teilnehmern ergab: Von den Abstinenzlern hatten 3,2 Prozent diese Krankheit entwickelt. Unter den mäßigen Weintrinkern waren es nur 0,4 Prozent, von den mäßigen Spirituosentrinkern 2,3 Prozent und 3,5 Prozent von den Biertrinkern. Fazit der Forscher: Ein Glas Wein am Tag verringert das Risiko für diese neue Volkskrankheit und damit auch für die damit einhergehenden Folgeleiden, etwa am Herz.

Bei Patienten, die schon an einer solchen Fettleber leiden, kann offenbar ein bisschen Alkohol – weniger als 20 Gramm am Tag, also 0,2 Liter Wein – die Folgeschäden sogar minimieren, wie japanische Forscher um Kazutoshi Yamada 2018 im Online-Fachjournal *Plos One* berichteten. Für die Forscher ein neuerlicher »Beweis für eine positive Wirkung moderaten Alkoholkonsums auf die Gesundheit, einschließlich der Leberfunktion«. Auch hier scheint der Wein am wirksamsten aufgrund der enthaltenen Polyphenole. Sie gelten mittlerweile als Vorbeugung gegen Leberschäden – bis hin zu Leberkrebs. Auch das Resveratrol soll hier wirksam sein und, nach Ansicht einer Forschergruppe aus Zypern um Marios Theodotu, als »neue Behandlungsmethode« gegen die nichtalkoholische Fettleberkrankheit eingeführt werden.

Manche Mediziner raten statt isolierter Supplemente allerdings zu traditionellen Mitteln, auch im therapeutischen Sinn – etwa in einer Mediterranen Diät inklusive Wein. In diese Richtung argumentiert beispielsweise eine internationale Forschergruppe um den Italiener Ludovico Abenavoli in einer Studie aus dem Jahr 2017: »Wir sind der Meinung, dass die traditionelle Mediterrane Ernährung, die durch den Verzehr von antioxidanzienreichen Nahrungsmitteln im Allgemeinen und von Polyphenolen im Besonderen gekennzeichnet ist, als ein potenziell neuer Ansatz in der Behandlung von NAFLD betrachtet werden kann.«

Magen

Wein in Maßen ist gut für den Magen. Dank seiner Inhaltsstoffe ist er geeignet, die Verdauung zu fördern und die Aufnahme der Nahrungs-inhaltsstoffe zu erleichtern. Zugleich ist er imstande, schädliche Nahrungsbestandteile zu eliminieren, wie etwa Krankheitserreger. Verantwortlich dafür scheint die einzigartige Kombination von Inhalts-stoffen zu sein.

Wein gilt seit Langem als klassische Verdauungshilfe; er verbessert die Bekömmlichkeit von Speisen und kann Störfaktoren ausschalten, die zu Magenverstimmung oder Schlimmerem führen. Zahlreiche Studien haben die antibakteriellen Effekte nachgewiesen, gegen Alltagserreger wie *Campylobacter*, auch gefährlichere wie *Escherichia coli* O157:H7, *Listeria monocytogenes*, *Salmonella typhimurium*, *Shigella dysenteriae* und *Staphylococcus aureus*.

Wein wirkt auch gegen *Helicobacter pylori*, jenen gefürchteten Erreger, der neben Verdauungsstörungen auch Gastritis und sogar Geschwüre auslösen kann. Das hatten deutsche Wissenschaftler schon 1999 nachgewiesen.

Bei Abstinenzlern ist dieser Erreger deshalb doppelt so häufig anzutreffen wie bei Weintrinkern. Das hatte eine Auswertung der Daten des *German National Health Survey* im Jahre 2004 durch eine Forschergruppe um Jutta Küpper-Nybelen ergeben. Jeder zweite Abstinenzler trug das Bakterium in sich (genau: 49,3 Prozent), aber nur jeder vierte (genau: 28 Prozent) unter den Weinfreunden, die bis zu zwei Viertel am Tag trinken.

Bei Weingenießern sank im Vergleich zu Abstinenzlern das Risiko sogar bei zunehmender Menge, um 70 Prozent bei mehr als einem Viertel am Tag, während bei Bierfreunden das Risiko stieg. Allerdings wiesen hier die Testpersonen in der höchsten Gruppe mit mehr als einem halben Liter am Tag immer noch ein geringeres Risiko auf als Abstinenzler. Auch Bier ist mithin besser als gar kein Alkohol.

Wie kein anderes alkoholisches Getränk wirkt der Wein auf eine Vielzahl von Störelementen, die auf den Magen schlagen können; er stärkt die Abwehrkräfte des →Immunsystems und hilft so beispielsweise auch gegen Viren, etwa Rotaviren, die Magen-Darm-Krankheiten verursachen können, oder Noroviren, die zu einer Vielzahl von Krankheiten führen können, auch Gastroenteritis. Das geht aus einer Aufstellung der führenden US-Agrarforschungsbehörde im *Journal of Agricultural and Food Chemistry* hervor, die auf ein breites Spektrum von Krankheitserregern verweist, gegen die der Wein vorgehen kann, neben Viren und Bakterien sogar Pilze, Parasiten, Gifte.

Wissenschaftler haben nachgewiesen, dass selbst klassische Elemente der Kulinarik wie eine Marinade antibiotische Effekte haben und etwa einen Erreger vom Typ *Campylobacter* abtöten, mit weißem Wein binnen 15 Minuten, mit rotem nach einer Stunde. Bei Tomaten- und Traubensaft, die als Kontrollgruppe ins Rennen geschickt wurden, waren die Bakterien noch zwei Tage lang quicklebendig und bevölkerten das Geflügelfleisch, in dem der Wettbewerb stattfand – organisiert von einer deutsch-finnischen Forschergruppe unter Leitung von Pauliina Isohanni von der Universität in Helsinki.

Ähnliche Weinmarinaden haben Wissenschaftler auch gegen Mikroben wie *Bacillus cereus, Escherichia coli* O157:H7, *Listeria monocytogenes* und *Salmonella enterica* zusammengerührt. Als Ursache für die antibakteriellen Fähigkeiten des Weins gelten die »synergistischen Effekte« seiner Bestandteile. Dazu zählt der Alkohol, dazu gehören aber auch organische Säuren, die von Natur aus enthaltenen und auch zugesetzten Schwefelverbindungen (Sulfite), außerdem die Polyphenole.

Schönheit

Ein Gläschen Wein macht schön oder jedenfalls schöner als keines. Wein glättet die Haut, wirkt gegen Falten, ist gut für die Haare und damit die Frisur – und sogar für die Figur. Das gilt natürlich nur im Rahmen des individuell Möglichen und außerdem, wie üblich, nur bei maßvollem Genuss.

Viele Schäden auf der Haut, auch Furchen und Falten, sind oft Folgen von Sonneneinwirkung. Weintrinker sind offenbar vor solchen Schäden besser geschützt als andere: Ihre Haut hat beispielsweise weniger sogenannte aktinische Keratosen, lichtbedingte Hautveränderungen, die später in Hautkrebs übergehen können. Das hatte eine australische Studie unter Leitung von Maria Celia B. Hughes ergeben. Die Dermatologen hatten bei einer Ganzkörper-Hautuntersuchung diese Schäden gezählt und mit den Ernährungsgewohnheiten verglichen.

Ergebnis. Die Testpersonen, die am meisten Wein oder auch Champagner zu sich nahmen (durchschnittlich ein halbes Glas am Tag), hatten 30 Prozent weniger von solchen Hautschäden. Weißer Wein war dabei tendenziell besser für die Haut als roter. Ähnliche Erfolgsquoten hatten auch diejenigen, die häufig fettigen Fisch essen. Denn natürlich spielt die Ernährung insgesamt eine Rolle, und der Wein ist dabei ein Element – vor allem in traditionellen Mustern wie bei der Mediterranen Ernährung, die dank viel Gemüse, viel Fisch plus Wein auch eine probate Anti-Falten-Kost sein kann, wobei der Wein und alle Elemente zusam-

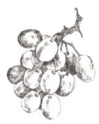

men einen »Synergieeffekt« erzeugten, meint Niva Shapira von der Universität in Tel Aviv. Sie sieht auch die Omega-3-Fette als wesentliches Sonnenschutzelement, deren Level im Körper der Wein ja auf bisher nicht geklärte Weise ebenfalls erhöht, wie die von der Europäischen Union finanzierte Studie des IMMIDIET-Projekts ergeben hatte. → Depression

Aber auch die Polyphenole scheinen eine wesentliche Rolle zu spielen – eine Erkenntnis, die Wissenschaftler von der Universität Tübingen veranlasst hat, den Sonnenschutzeffekt des Weins zu messen. Sie untersuchten, ob Rotwein äußerlich oder innerlich messbare Effekte haben könnte. Hintergrund war die Beobachtung, dass in südlichen Ländern die Sonneneinstrahlung zwar höher ist, die Hautkrebsraten aber niedriger als in nördlichen Breiten. Für die äußerliche Anwendung wurde den Testpersonen ein mit 5 Milliliter Rotwein getränkter Verband für 20 Minuten auf den Rücken geklebt – ohne nennenswerten Erfolg. Die innerliche Anwendung hingegen – 6 Milliliter pro Kilo Körpergewicht, also knapp zwei Viertel Wein für einen 80-Kilo-Menschen – hatte immerhin einen »signifikanten« Effekt. Der lag nach Auskunft des Tübinger Professors Matthias Möhrle etwa bei Sonnenschutzfaktor 1, was bedeutet, dass man sich doppelt so lange in der Sonne aufhalten kann, ohne dass die Haut mehr leidet.

Im Test waren nur Weine mit mittlerem Polyphenolgehalt, ein deutscher Spätburgunder mit rund 1600 Milligramm pro Liter und zwei französische Châteauneuf-du-Pape mit 2050 und 2100 Milligramm. Andere Weine kommen auf bis zu 7000 Milligramm – und einen entsprechend höheren Sonnenschutzfaktor.

Für das prominenteste dieser Polyphenole, das Resveratrol, hat die menschliche Haut offenbar sogar spezifische Bindungsstellen. Noch ein Grund also für die Hoffnung vieler Forscher und auch Kosmetikfirmen, der Weinbestandteil könne die Hautalterung verzögern. Eine in Pavia durchgeführte italienische Studie hatte einen innovativen Resveratrol-Mix als »vielversprechende Strategie« im Kampf gegen Falten eingestuft.

Der klassische Resveratrol-Mix aus dem Weinglas hat indessen noch weitere Schönheitseffekte. Denn Resveratrol hat auch Auswirkungen auf die Frisur: Es festigt zum Beispiel die Haarfollikel, die das Haar gewissermaßen verdanken, und verlängert deren Lebensdauer; das Haar kann mithin länger festgehalten werden und fällt nicht so schnell aus.

Wer also auf Weingenuss verzichtet oder gar Alkohol generell verschmäht, riskiert eine Glatze oder wenigstens einen deutlich gelichteten Schopf. Das hat eine Untersuchung von US-Wissenschaftlern mit eineiigen männlichen Zwillingen gezeigt, bei denen die Haardichte gemessen und nach Gründen für Haarausfall (Alopecia) gesucht wurde. Die Alkoholverächter unter den Zwillingen hatten dabei offenbar deutlich gelichtete Frisuren, berichtete die Forschergruppe um James Gatherwright: »Alkoholabstinenz war signifikant mit einer erhöhten Haarausdünnung verbunden.« Zu viel Alkohol allerdings auch: Mehr als vier Drinks pro Woche sorgten ebenfalls für Haarschwund.

Mäßiger Weingenuss scheint auch gut für die Figur zu sein. Bei einer Langzeituntersuchung unter Leitung von Lu Wang und ihren Kolleginnen von der Harvard School of Public Health blieben jedenfalls diejenigen unter den 19 220 Frauen in der Studiengruppe, die sich regelmäßig einen Drink gönnten, offenbar schlanker als ihre abstinenten Geschlechtsgenossinnen, und je mehr sie tranken, desto größer war die Chance, schlank zu bleiben. Ausgerechnet die Probandinnen in der Spitzengruppe mit mehr als 30 Gramm Alkohol am Tag, also etwas mehr als einem Viertel Wein, wiesen das geringste Risiko für Fettleibigkeit auf – mehr als 70 Prozent weniger als die Abstinenzlerinnen. Am besten für die Figur war unter allen alkoholischen Getränken auch hier der Rotwein.

Wein ist auch gut für die Taille, wie eine US-amerikanische For-schergruppe um Joan M. Dorn von der Universität in Buffalo schon im Jahr 2003 herausfand. Die Männer hatten mehr Bier und Whisky getrunken, die Frauen mehr Wein – und dieser sorgte of-fenbar für eine schlanke Taille und einen geringeren Bauchum-fang. Je mehr Wein sie tranken, desto schlanker waren sie, wäh-rend die Whiskyfreunde unter den Männern mehr zulegten.

Der Weinkonsum erspart einem womöglich auch die ungelieb-ten Pölsterchen, nicht nur in der Körpermitte. Denn Resveratrol kann die Bildung von Fettzellen verhindern, wie Ulmer Wissen-schaftler um Professorin Pamela Fischer-Posovszky nachgewie-sen haben. Das Forscherteam verwendete einen Stamm von Vor-läufern menschlicher Fettzellen, die sogenannten Präadipozyten. Resveratrol blockierte offenbar die Entwicklung dieser Zellen zu reifen Fettzellen. Das könne dabei helfen, sagte Fischer-Posovsz-ky, »die Entwicklung von Fettleibigkeit zu verhindern« oder sie vielleicht sogar »zu behandeln«.

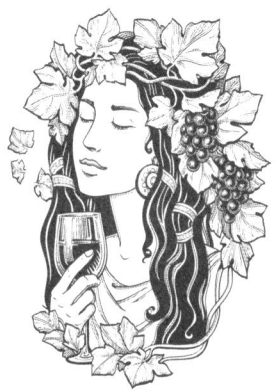

Die Kunst der Erziehung

Zwölf Schritte zum Wein: Wie der Mensch und die Natur zusammenwirken

Es ist die Kulturpflanze par excellence: Seit Jahrtausenden kultiviert der Mensch den Wein – und umgekehrt. *Vitis vinifera*, die Weinrebe, ist das Musterbeispiel, wie der Mensch die Natur verändert – und er sich zugleich selbst. Seit 50 Millionen Jahren, manche meinen auch seit 500 Millionen, gibt es die Weinrebengewächse *(vitaceae)*, doch die eigentliche Geschichte des Weins beginnt mit der Domestizierung der Rebe vor etwa 10 000 Jahren. Die meisten modernen Sorten sind mit dem Traminer (Savagnin) verwandt, der als eine Art Urwein gilt. Am Anfang steht für den Winzer die Pflanzung des Weinbergs, die Wahl der Sorte – passend zum Boden, zum Klima, zur Sonneneinstrahlung und natürlich auch dem persönlichen Geschmack entsprechend. Dann beginnt jedes Jahr das neue Spiel, Mensch mit Natur, stets mit dem Ziel, das Beste herauszuholen – geschmacklich, aber auch gesundheitlich.

Verwandtschaft Rebsorten:
Eine starke Familie seit dem Ur-Wein namens Traminer

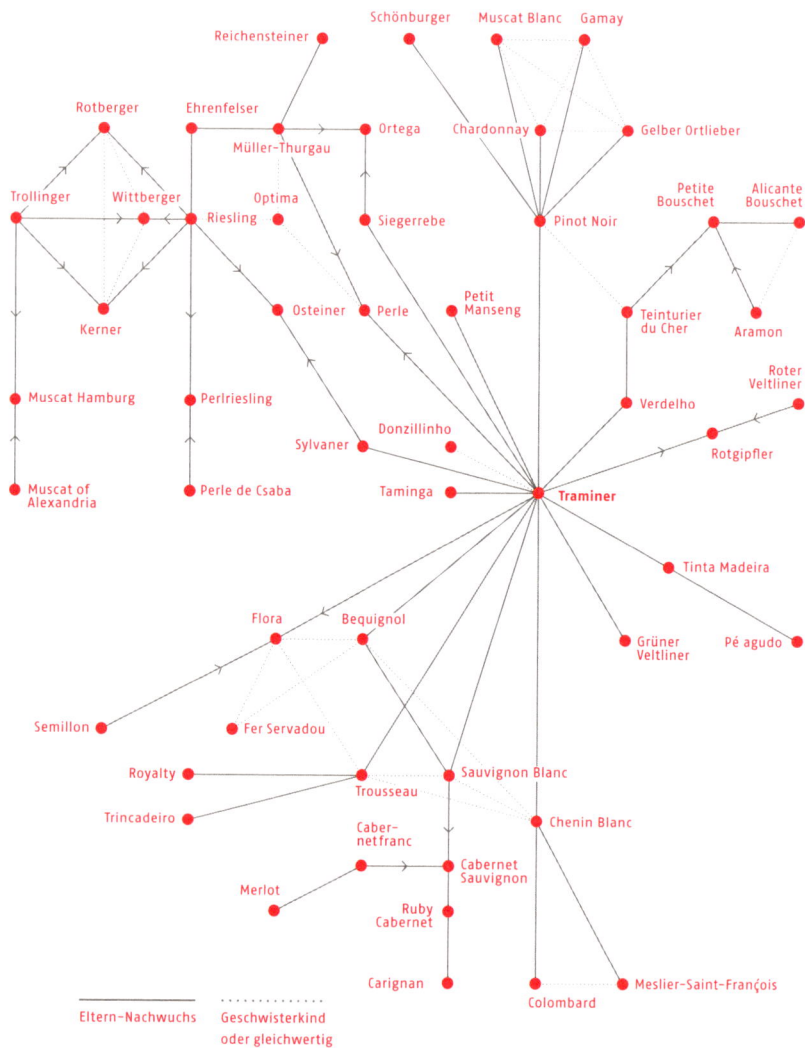

Eltern–Nachwuchs .... Geschwisterkind
oder gleichwertig

Übersetzt und neu gezeichnet nach Sean Myles et al.:
Genetic structure and domestication history of the grape

1. Rebschnitt

Weniger ist mehr: Am Anfang des Jahres wird die Rebe zurückgeschnitten. An jedem Stamm bleiben nur noch ein bis zwei Äste (Ruten). Die Nährstoffe sollen so in wenigen Trauben konzentriert werden, um den Geschmack zu verbessern. Die abgeschnittenen Äste werden auf den Boden geworfen und manchmal mit Maschinen zerkleinert; sie dienen als natürlicher Dünger.

2. Erziehung

Die verbleibenden Äste werden an Drähten befestigt, damit die Triebe gleichmäßig mit Sonnenlicht und Nährstoffen versorgt werden.

3. Spritzen

Ein heikles Thema: Einerseits müssen die Reben vor Schädlingen und Krankheiten geschützt werden, andererseits soll möglichst kein Gift Pflanzen und Boden und unsere Gesundheit schädigen. Und schließlich soll der Rebstock auch selbst Widerstandskräfte entwickeln – durch Abwehrstoffe, die später im Wein auch den Konsumenten zugutekommen. Je nach Philosophie und Ausrichtung verfolgen die Winzer unterschiedliche Ansätze. Für alle gilt natürlich der Grundsatz: so wenig wie möglich – so viel wie nötig.

4. Ausgeizen

Mit der Rebblüte muss wieder Überflüssiges beseitigt werden – Blattwerk, Triebe –, damit die Trauben, die später geerntet werden, möglichst optimal mit Sonnenlicht und Nährstoffen versorgt und möglichst wenig von Schadstoffen und Schädlingen beeinträchtigt werden.

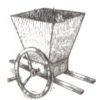

5. Grüne Lese

Wieder wird reduziert, überflüssige und nicht optimal gereifte Trauben werden herausgeschnitten, damit die verbleibenden besser versorgt werden können. Gesundheitsstoffe und Geschmack werden dadurch konzentriert.

6. Die Lese

Der entscheidende Moment. Es darf nicht regnen, das würde den Wein verwässern. Die Trauben müssen reif sein, aber nicht zu sehr; sie sollen natürlich nicht faulen oder abgefressen werden. Es soll nicht zu früh sein, aber auch nicht zu spät. Handlese hat den Vorteil, dass sorgsam ausgewählt werden kann.

7. Maischprozess

Hier trennen sich die Wege für rote und weiße Weine. Während die roten mit Stielen, Kernen, Schalen zusammenbleiben dürfen, wobei viele der wertvollen Inhaltsstoffe in den Saft und damit den Wein übergehen, bleiben sie beim Weißwein nur kurz zusammen; dann werden Saft, Stiele, Kerne, Schalen getrennt. Bei modernen »Naturweinen« gilt diese Unterscheidung nicht, was natürlich Folgen hat für den späteren Geschmack der nach ihrer Farbe benannten »Orange«-Weine.

8. Kelterung

Hier werden flüssige und feste Teile getrennt. Es bleibt der Saft (Most); die übrigen Reste der Traube (Schalen, Kerne) können zu Schnaps (Grappa) verarbeitet oder als Dünger zu den Reben gegeben werden.

9. Anreicherung

Auch so ein heikler Moment: Jetzt kann, je nach Philosophie, Zucker zugegeben werden, der dann mitgärt und für mehr Alkohol

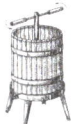

und Fülle sorgt (in Deutschland bei Qualitätsweinen mit Prädikat nicht erlaubt). Wenn der Wein zu sauer zu werden droht, kann er entsäuert werden (etwa mit Calciumcarbonat). Zusätzlich wird der Most in der Regel geschwefelt – schon seit der Antike –, damit er nicht braun wird und sich keine unerwünschten Mikroben ausbreiten. Je nach Philosophie wird das auch unterlassen, etwa bei den »Naturwein«-Produzenten, oder die Menge wird verringert.

10. Gärung

Grundsätzlich beginnt der Most jetzt von sich aus (spontan) zu gären. Wenn die dafür zuständigen Hefen aber zu zögerlich sind, kann auch mit hauseigenen Stämmen oder mit käuflich erworbenen »Reinzuchthefen« nachgeholfen werden. Je nach Philosophie lassen die Winzer der Natur ihren Lauf und den Most gären, bis der Prozess abgeschlossen ist – also kein Zucker mehr zur Verfügung steht, der noch in Alkohol verwandelt werden könnte – und die armen Hefen also verhungern und absterben, nachdem sie ihre Pflicht getan haben.

11. Kellerbehandlung

Nun müssen noch die Trübstoffe, die Hefen und Bakterien herausgefiltert werden (Abstich). Es wird noch einmal geschwefelt, dann kommen die Weine je nach Sorte und Philosophie unterschiedlich lange in verschiedene Behältnisse – die weißen oft in Stahltanks, die roten in Holzfässer, die ganz teuren in ganz neue (Barriques).

12. Abfüllung

Nun wird der Wein in die Flaschen gefüllt, Korken drauf oder Schraubverschluss, Etikett drauf – und ab zum Kunden.

Sorgenbrecher sind die Reben

Dichter am Wein: Die Poesie des Göttertranks

*Der Wein ist unter den Getränken das Nützlichste,
unter den Arzneien die Schmackhafteste und unter den
Nahrungsmitteln das Angenehmste.*
Plutarch von Chaironeia

*Es ist mir völlig gleichgültig, wohin das Wasser fließt,
solange es nicht in den Wein läuft.*
Gilbert Keith Chesterton

*Für Sorgen sorgt das liebe Leben.
Und Sorgenbrecher sind die Reben.*
Johann Wolfgang von Goethe

Der Wein erfindet nichts, er schwatzts nur aus.
Friedrich von Schiller

Schade, dass man einen Wein nicht streicheln kann.
Kurt Tucholsky

Ein gutes Glas Wein ist geeignet, den Verstand zu wecken.
Konrad Adenauer

*Es soll keiner so wenig Wein trinken,
dass er seiner Gesundheit schadet.*
Marc Aurel

Am Rausch ist nicht der Wein schuld, sondern der Trinker.
Konfuzius

O Wein! O Wein! Mir ist so wohl wie nie!
Schenkt ein! Schenkt ein! Das nenn' ich Therapie!
E.T.A. Hoffmann

Trink ihn aus, den Trank der Labe,
Und vergiß den großen Schmerz,
Wundervoll ist Bacchus' Gabe,
Balsam fürs zerrissne Herz!
Friedrich von Schiller

Ich kenne die Weise, ich kenne den Text,
Ich kenn' auch die Herren Verfasser;
Ich weiß, sie tranken heimlich Wein
Und predigten öffentlich Wasser.
Heinrich Heine

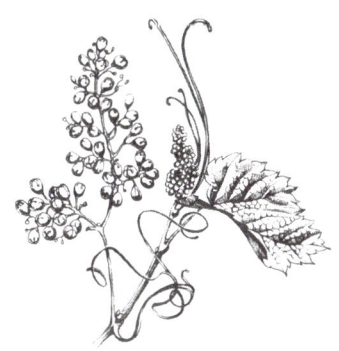

An Hafis

Frage eines Wassertrinkers

Die Schenke, die du dir gebaut,
ist größer als jedes Haus,
Die Tränke, die du drin gebraut,
die trinkt die Welt nicht aus.
Der Vogel, der einst Phönix war,
der wohnt bei dir zu Gast,
Die Maus, die einen Berg gebar,
die – bist du selber fast!
Bist Alles und Keins, bist Schenke und Wein.
Bist Phönix, Berg und Maus,
Fällst ewiglich in dich hinein,
Fliegst ewig aus dir hinaus –
Bist aller Höhen Versunkenheit,
Bist aller Tiefen Schein,
Bist aller Trunkenen Trunkenheit
wozu, wozu dir – Wein?

Friedrich Nietzsche

Götterwein

Bacchus lässt die Rebe sprießen,
Saft durch ihre Blätter fließen,
Lässt sie weiche Lüfte fächeln,
Sonnet sie mit seinem Lächeln.

Ludwig Tieck

das land
die wurzel
das land
das laub
die wurzel
das laub
das land
das haus
das laub
das haus
das land
das haus
die wurzel
der rauch

das haus
der rauch
das land
der rauch
die wurzel
der rauch
das laub
der wein
der rauch
der wein
das land
der wein
die wurzel
der wein

das laub
der wein
das haus
die hand
der wein
die hand
das land
die hand
die wurzel
die hand
das laub

Eugen Gomringer

Burgunderwein

Mag Claudius dich tadeln,
Nur seinen Rheinwein adeln,
Der mir den Hals verengt;
Mag jeder Thulskone
Verachten die Saone
Mit Trauben süßbehängt.
Will ich allein dich singen,
Für dich die Flügel schwingen
Vom hohen Helikon,
Wenn nur, der mich vergnüget,
Dein Becher nie versieget
Wie der des Oberon.
Wie leicht und wie so milde,
Von gallischem Gefilde
Entsprossen, gleitest du

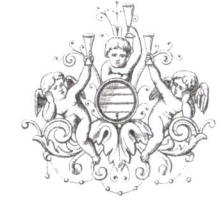

In meine Liederkehle,
Und hauchest neue Seele
Mir Unmutsvollem zu.
Du machest mich nicht trunken,
Entflammst nur Schlummerfunken
In meiner Phantasie,
Als dein Gefährte gehet
Süß lächelnd Amor, wehet
Mir Lust zu spät und früh.
Die Sorgen treibt dein Lächeln,
Machst Worte süßer fächeln
Und gibst mir holde Ruh,
Machst meinen Leib gesunder;
Sieh, herrlicher Burgunder,
Dies alles wirkest du!

Novalis

Oktoberlied

Der Nebel steigt, es fällt das Laub;
Schenk ein den Wein, den holden!
Wir wollen uns den grauen Tag
Vergolden, ja vergolden!
Und geht es draußen noch so toll,
Unchristlich oder christlich,
Ist doch die Welt, die schöne Welt,
So gänzlich unverwüstlich!
Und wimmert auch einmal das Herz -
Stoß an und laß es klingen!
Wir wissen's doch, ein rechtes Herz
Ist gar nicht umzubringen.
Der Nebel steigt, es fällt das Laub;
Schenk ein den Wein, den holden!

Wir wollen uns den grauen Tag
Vergolden, ja vergolden!
Wohl ist es Herbst; doch warte nur,
Doch warte nur ein Weilchen!
Der Frühling kommt, der Himmel lacht,
Es steht die Welt in Veilchen.
Die blauen Tage brechen an,
Und ehe sie verfließen,
Wir wollen sie, mein wackrer Freund,
Genießen, ja genießen!

Theodor Storm

Auf der Höhe der Zeit

Ich verzehre so gut wie kein Fleisch mehr.
Außer, natürlich, beim Essen.
Aber zwischen den Mahlzeiten
kann ich alles Fleisch glatt vergessen.
Ich trinke so gut wie kein' Wein mehr.
Außer, natürlich, wenn's Spaß macht.
Und mir macht es eigentlich immer Spaß,
wenn der rote Wein in dem Glas lacht.
Ich habe so gut wie kein' Sex mehr.
Außer, natürlich, mit Frauen.
Auf der Basis Steak plus 'ne Flasche Bordeaux
können die schwer auf mich bauen.
Ich kenne fast keine Scham mehr.
Außer, natürlich, beim Schreiben.
Bevor ich den Leser mit mir konfrontier,
lass ich das Schreiben glatt bleiben.

Robert Gernhardt

Guter Tausch

Scherz lass nach: Der Wein im Witz

🐛 In Arizona. Am Straßenrand steht eine ältere Navajo-Frau, Autofahrerin hält an und lässt sie einsteigen. Navajo-Frau sieht eine Tasche auf dem Rücksitz und fragt, was da drin sei.
Autofahrerin: »Eine Flasche Wein. Die hab ich für meinen Mann bekommen.«
Navajo-Frau denkt kurz nach und sagt dann: »Guter Tausch.«

🐛 Eine Frau zu ihrer Freundin:
»Tut mir leid, dass ich gestern Rotwein über deine Klamotten geschüttet hab. Ich habe aber alle Flecken entfernt.«
»Womit denn?«
»Mit der Schere.«

🐛 Verkehrskontrolle.
Fragt der Polizist: »Haben Sie Restalkohol?«
Sagt der Fahrer: »Nein, alles ausgetrunken.«

🐛 Mann kommt vom Weinfest nach Hause. Faucht die Frau:
»Hast du mal wieder einen schönen Rausch mitgebracht!«
Er so: »Freut mich, dass er dir gefällt.«

❧ Sherlock Holmes und Dr. Watson machen einen Campingausflug. Nach dem Abendessen mit einer Flasche Wein legen sie sich schlafen. Einige Stunden später wacht Holmes auf und stupst seinen Freund an.

»Watson, schauen Sie in den Himmel und sagen Sie mir, was Sie sehen.«

»Ich sehe Millionen und Abermillionen von Sternen, Holmes.«

»Und was schlussfolgern Sie daraus?«

»Nun, astronomisch gesehen, sagt es mir, dass es Millionen von Galaxien und möglicherweise Milliarden von Planeten gibt. Astrologisch gesehen beobachte ich, dass der Saturn im Löwen ist. Horologisch schließe ich daraus, dass es ungefähr Viertel nach drei ist. Meteorologisch vermute ich, dass wir morgen einen schönen Tag haben werden. Theologisch kann ich sehen, dass Gott allmächtig ist und dass wir ein kleiner und unbedeutender Teil des Universums sind ...«

Holmes unterbricht ihn:

»Watson, Sie Idiot! Jemand hat unser Zelt gestohlen!«

❧ Ein schlimmer Unfall. Beide Autos sind völlig demoliert, aus dem einen kriecht eine Frau, aus dem andern ein Mann – beide wie durch ein Wunder unverletzt.

Mann strahlt die Frau an: »So ein Glück, das muss eine Fügung des Schicksals sein.«

Frau strahlt den Mann an: »Und ein Wunder, dass diese Flasche Wein nicht kaputtging. Lassen Sie uns darauf trinken!«

Mann nimmt die Flasche, prostet ihr zu, nimmt einen tiefen Schluck und reicht ihr die Flasche.

Frau schraubt den Deckel wieder drauf.

Mann fragt: »Sie nehmen nichts?«

Frau: »Ich glaube, wir warten erst mal auf die Polizei.«

Tau des Himmels

Göttliches Getränk: Der Wein in der Bibel

Der Wein kommt in der Bibel nach offiziellen Zählungen an über 650 Stellen vor – in Gleichnissen, aber auch in Gesundheitstipps, in denen es um körperliche Stärkung und seelische Erhebung geht.

Der Wein erfreue des Menschen Herz.
Psalm 104,15

Gebt starkes Getränk denen, die am Umkommen sind, und Wein den betrübten Seelen, dass sie trinken und ihres Elends vergessen und ihres Unglücks nicht mehr gedenken.
Sprüche Salomons 31,6 f.

Gott gebe dir vom Tau des Himmels und von der Fettigkeit der Erde und Korn und Wein die Fülle.
1. Mose 27,28

Der Wein erquickt den Menschen das Leben. Und was ist Leben, da kein Wein ist? Der Wein ist geschaffen, damit er den Menschen fröhlich machen soll.
Sirach 31,32

Gib den Königen nicht Wein zu trinken, noch den Fürsten starke Getränke. Sie möchten trinken und der Rechte vergessen und verdrehen die Sache der elenden Leute.
Sprüche Salomons 31,4

Johannes ist gekommen, aß und trank nicht; so sagen sie:
Er hat den Teufel. Des Menschen Sohn ist gekommen, isset
und trinket, so sagen sie: Siehe, wie ist der Mensch ein Fresser
und ein Weinsäufer, der Zöllner und der Sünder Geselle.
Matthäus 11,18 f.

Trinke nicht mehr nur Wasser, sondern nimm ein wenig Wein
dazu um des Magens willen und weil du oft krank bist.
1. Timotheus 5,23

Der Wein, zu rechter Zeit und in rechtem Maß getrunken,
erfreut Herz und Seele. Aber wenn man zu viel davon trinkt,
bringt er Herzeleid, weil man sich gegenseitig reizt und
miteinander streitet. Die Trunkenheit macht einen Narren noch
toller, bis er strauchelt und kraftlos hinfällt und sich verletzt.
Schilt deinen Nächsten nicht beim Wein und verachte ihn nicht,
wenn er lustig wird.
Sirach 31,35 ff.

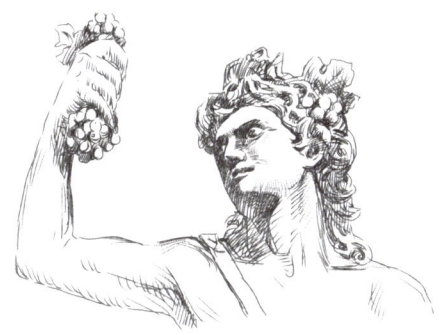

»Mehr als aller Medizin verdanke ich dem Bordeaux«

Karl Marx: Der Revolutionär und sein Wein

Als Karl Marx, der Philosoph und Revolutionär (1818–1883), einmal sehr schwer krank war, verordnete ihm sein Arzt Dr. Allen »3–4 Gläser Portwein, 1 halbe Flasche Bordeaux täglich, und das Vierfache vom gewöhnlichen Essen«. Auch in London, wo Marx im Exil lebte, war der Wein sein Gesundheitselixier Nummer 1.

»Mehr als aller Medizin verdanke ich dem Bordeaux«, pflegte er zu sagen. Es galt die Regel: Bordeaux und Port für Kranke, Rhein- und Moselweine für Gesunde.

Zum Wein hatte Marx zeitlebens ein besonderes Verhältnis. Schon sein Vater hatte Weinberge besessen, und auch sein Mitstreiter Friedrich Engels war ein großer Weinfreund, der die Familie regelmäßig mit Lieferungen versorgte.

Einmal, als Karl Marx gerade wegen eitriger Hautinfektionen operiert werden musste, bedankte sich seine Frau Jenny von Westphalen ganz herzlich bei Engels: Selten sei seine Lieferung so zur rechten Zeit gekommen, weil gerade Dr. Allen mit einem Partner, einem jungen schottischen Doktor, im Hause sei, um ihren armen Mann zu operieren, und so könne er ihn »gleich nach der Operation« damit »stärken«.

Karls ganze Familie nutzte die Heilkräfte des Weins. Als Jenny einmal an Pocken erkrankt war und die Kinder bei der Familie des Genossen Karl Liebknecht im »Exil« leben mussten, brachte der Papa sogar ihnen Wein vorbei: »Die Kinder – arme Teufelchen – leben immer noch im Exil. Ich habe ihnen ein paar Weinflaschen als Tröster geschickt.« Die beiden größeren Mädchen waren damals immerhin schon 15 und 16 Jahre alt und »scheinen von väterlicher Seite her trinklustig«, wie er ein paar Monate später seinem Freund Engels schrieb.

Der Wein hat Marx nach eigenem Bekenntnis sogar zum Kommunisten gemacht. Schon seinen Abituraufsatz am Jesuitenkolleg in Trier an der Mosel hatte er über das Gleichnis vom Weinstock geschrieben, in dem Jesus sprach: »Ich bin der Weinstock, ihr seid die Reben.« (Johannes 15,1 f.). Was der junge Marx so deutete, dass »die Natur des Menschen« so eingerichtet sei, dass »er seine Vervollkommnung nur erreichen kann, wenn er für die Vollendung, für das Wohl seiner Mitwelt wirkt«. Dafür gab es die Note 3 minus.

Das Weinbaugebiet an der Mosel war zu jener Zeit weltberühmt. Zeitweilig gehörte es sogar zu Frankreich; ein Weinberg in diesem Gebiet (Brauneberger Kammer) rangierte in der Klassifikation von Napoleon von 1855 an erster Stelle, als einzige Lage im damaligen Saardepartement. Und doch rutschten die Moselwinzer damals in eine veritable Krise. In mehreren Boomjahren und während des Aufschwungs in napoleonischer Zeit hatten sie ihre Anbauflächen vergrößert und sich dafür oft sogar verschuldet, in der Hoffnung auf weitere goldene Zeiten. Doch dann kamen schlechte Jahrgänge, Missernten, dazu Qualitätsmängel vor allem bei den kleinen Winzern. Es folgte ein Preisverfall um 75 Prozent und mehr; der Ertrag reichte nicht einmal mehr für die Produktionskosten, geschweige denn die Kredite. Zugleich stiegen die Lebensmittelpreise um bis zu 300 Prozent, die Menschen nagten am Hungertuch. Viele mussten die Gräser vom Wegesrand oder Brot aus Holzmehl essen; sie tranken den unverkäuflichen Wein – schon am frühen Morgen sollen Männer, Frauen und selbst Kinder betrunken in den Straßen gelegen haben.

Schließlich waren drei Viertel der Moselwinzer verarmt, sie wurden schon verglichen mit den schlesischen Webern. Karl Marx, damals Redakteur bei der *Rheinischen Zeitung*, analysierte die Lage natürlich kritisch (»Krebsschäden an der Mosel«), was schließlich zum Verbot der Zeitung führte – und Karl Marx eine frühe Berühmtheit einbrachte. Er selbst schrieb 1859 im ersten Vorwort zu seiner *Kritik der politischen Ökonomie*, die Zustände an der Mosel während seiner Zeit bei der *Rheinischen Zeitung* »gaben die ersten Anlässe zu meiner Beschäftigung mit ökonomischen Fragen«.

Auch sein Mitstreiter Friedrich Engels hatte »von Marx immer gehört«, dass er durch seine damalige Beschäftigung mit den Verhältnissen an der Mosel »von der bloßen Politik auf ökonomische Verhältnisse verwiesen worden und so zum Sozialismus gekommen« sei.

Friedrich Engels war ebenfalls ein großer Weinfreund. Als Fabrikantensohn kannte er auch die teuren und berühmten Weine, etwa aus der Gegend von Bordeaux. Und so notierte er unter der Rubrik »Vorstellung vom Glück« bei einem damals populären Gesellschaftsspiel im Kreis der Familie Marx: »eine Flasche 1848er Château Margaux«. Heute kosten solche Kultweine so um die 1500 Euro pro Flasche.

Friedrich Engels, wohnhaft im englischen Manchester, wo seine Familie eine Fabrik besaß (Ermen & Engels), versorgte die Marxens in London regelmäßig mit Weinlieferungen, mindestens in einem Sechserkarton, meist aber mit 12 oder gar 24 Flaschen. Oft waren es tatsächlich beste Bordeauxweine, etwa vom Château Cos d'Estournel – heute ab 100 Euro erhältlich pro Flasche.

Karl Marx selbst wies Engels oft auf akuten Bedarf aus medizinischen Gründen hin, etwa als Jennys Bruder Edgar von Westphalen einmal längere Zeit im Haus lebte, gezwungenermaßen: »Der arme Teufel ist aber noch sehr schwach. Er wird länger hier verweilen, und bei dieser Gelegenheit tust Du *a good work*, wenn Du zur Reproduktion meines Weinkellers beiträgst.«

Nach einem Weihnachtsfest bedankte sich Jenny überschwänglich für eine Lieferung (»Der Wein war dieses Jahr besonders will-

kommen«). Denn es galt, den »jungen Frenchman« zu beeindru-
cken, der sich gerade im Hause Marx aufhielt. Es war der künftige
Schwiegersohn Paul Lafargue, ein Arzt aus wohlhabender franko-
karibischer Familie, dessen Vater Zuckerplantagenbesitzer war –
und Weinhändler.

Eigentlich war Vater Marx skeptisch, er fand das »kreolische
Temperament« des jungen Mannes etwas zu feurig für seine
Tochter Laura und brachte das auch zum Ausdruck (»Falls Sie Ih-
re Liebe zu ihr nicht in der Form zu äußern vermögen, wie es dem
Londoner Breitengrad entspricht, werden Sie sich damit abfinden
müssen, sie aus der Entfernung zu lieben.«).

Doch als der künftige Schwiegervater für seinen Sohn »sehr
günstige ökonomische Bedingungen« in Aussicht gestellt hatte,
stimmte Marx schließlich zu. Und als Paul, der später ebenfalls ein
Revolutionär werden sollte, anlässlich der Verlobung mit Laura
an deren Vater Wein schicken ließ, dankte Marx ihm und schrieb:
»Da ich aus einer Weingegend stamme und Ex-Weinbergbesitzer
bin, weiß ich den Wert des Weins wohl zu schätzen. Ich denke sogar selber ein bisschen wie der alte Luther, dass ein Mann, der den
Wein nicht liebt, niemals etwas Rechtes zustande bringt.«

Mehr zum Thema: Jens Baumeister, *Wie der Wein Karl Marx zum
Kommunisten machte. Ein Philosoph als Streiter für die Moselwin
zer.* Trier, TheKottabos, 2018.

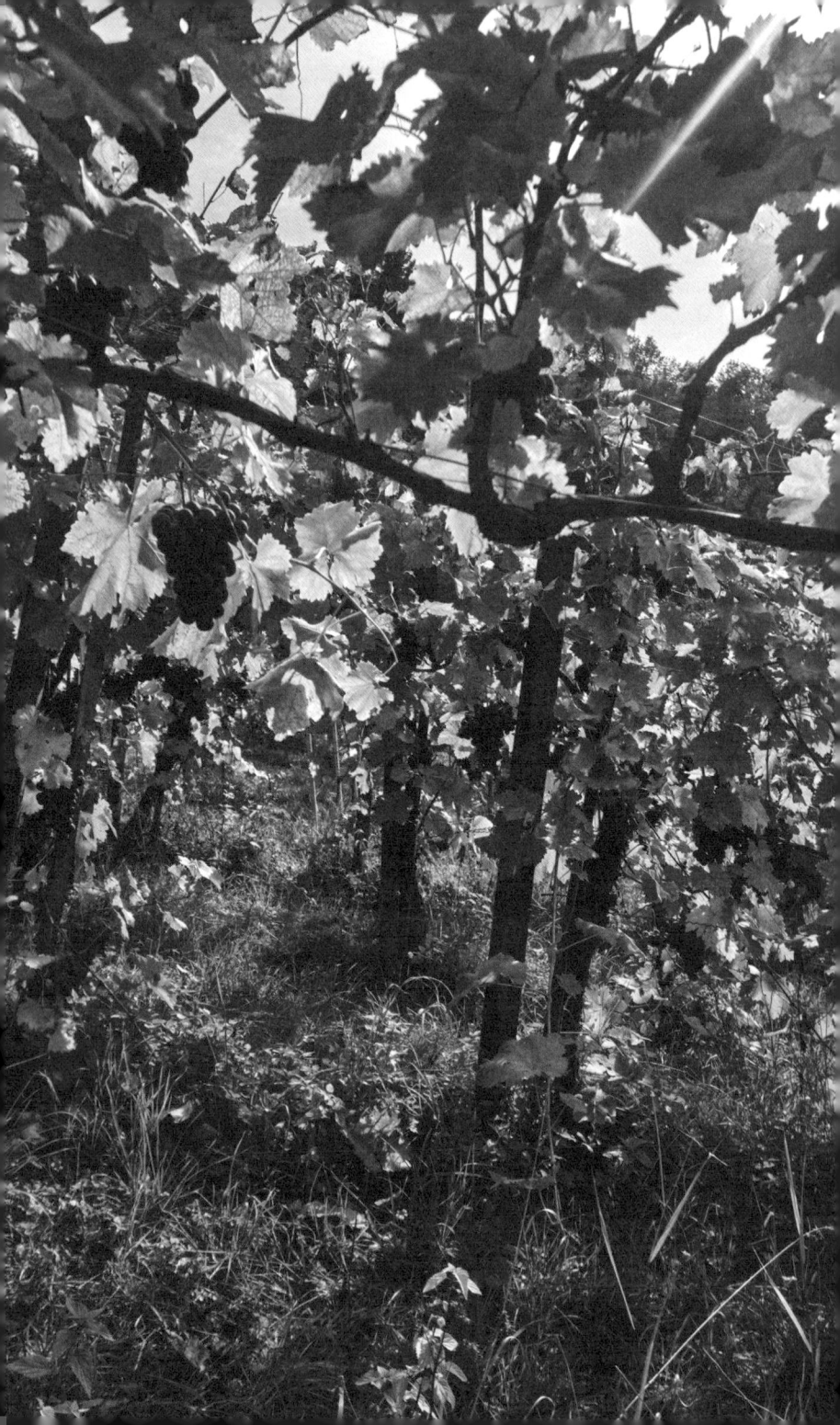

Literatur

Die hier aufgeführten wissenschaftlichen Publikationen sind grundlegend für das Kapitel *Gesundheit, Schönheit, Anti-Aging* im Anhang (siehe Seite 200 ff.). Die gesamte bei der Arbeit an diesem Buch konsultierte Literatur finden Sie im Internet unter folgendem Link: https://www.droemer-knaur.de/buch/hans-ulrich-grimm-wein-ist-gesund-9783426658840

Allergie

▶ **Kim HY** | Resveratrol in Asthma: A French Paradox? Allergy Asthma Immunol Res. 2017 Jan; 9(1): 1–2.

▶ **Patel BD et al.** | Dietary Antioxidants and Asthma in Adults. Thorax. 2006 May; 61(5): 388–93.

▶ **Tanaka T et al.** | Potential Beneficial Effects of Wine Flavonoids on Allergic Diseases. Diseases. 2019 Jan 15; 7 (1).

▶ **Vally H et al.** | Alcoholic Drinks: Important Triggers for Asthma. J Allergy Clin Immunol. 2000 Mar; 105(3): 462–7.

Alzheimer

▶ **Forni C et al.** | Beneficial Role of Phytochemicals on Oxidative Stress and Age-Related Diseases. Biomed Res Int. 2019 Apr 7; 2019: 8748253.

▶ **Granzotto A, Zatta P** | Resveratrol and Alzheimer's Disease: Message in a Bottle on Red Wine and Cognition. Front Aging Neurosci. 2014 May 14; 6: 95.

▶ **Gu Y et al.** | Alcohol Intake and Brain Structure in a Multiethnic Elderly Cohort. Clin Nutr. 2014 August; 33(4): 662–7.

▶ **Handing EP et al.** | Midlife Alcohol Consumption and Risk of Dementia Over 43 Years of Follow-up: A Population-Based Study From the Swedish Twin Registry. J Gerontol A Biol Sci Med Sci. 2015 Oct; 70(10): 1248–54.

▶ **Orgogozo JM et al.** | Wine Consumption and Dementia in the Elderly: A Prospective Community Study in the Bordeaux Area. Rev Neurol (Paris). 1997 Apr; 153(3): 185–92.

▶ **Pavlidou E et al.** | Wine: An Aspiring Agent in Promoting Longevity and Preventing Chronic Diseases. Diseases. 2018 August 8; 6(3).

▶ **Rehm J et al.** | Alcohol Use and Dementia: A Systematic Scoping Review. Alzheimers Res Ther. 2019 Jan 5; 11(1): 1.

▶ **Sabia S et al.** | Alcohol Consumption and Risk of Dementia: 23 Year Follow-up of Whitehall II Cohort Study. BMJ. 2018 Aug 1; 362: k2927.

▶ **Topiwala A** et al. | Moderate Alcohol Consumption as Risk Factor for Adverse Brain Outcomes and Cognitive Decline: Longitudinal Cohort Study. BMJ. 2017 Jun 6; 357: j2353.

Anti-Aging

▶ **Buonocore D et al.** | Resveratrol-Procyanidin Blend: Nutraceutical and Antiaging Efficacy Evaluated in a Placebo-Controlled, Double-Blind Study. Clinical, Cosmetic and Investigational Dermatology vol. 5 (2012): 159–65.

▶ **Di Castelnuovo A et al.** | Alcohol Dosing and Total Mortality in Men and Women: An Updated Meta-Analysis of 34 Prospective Studies. Arch Intern Med. 2006 Dec 11–25; 166(22): 2437–45.

▶ **Fischer-Posovszky P et al**. | Resveratrol Regulates Human Adipocyte Number and Function in a Sirt1-Dependent Manner. Am J Clin Nutr. 2010 Jul; 92(1): 5–15.

▶ **Giacosa A et al.** | Mediterranean Way of Drinking and Longevity. Crit Rev Food Sci Nutr. 2016; 56(4): 635–40.

▶ **Li Y et al.** | Healthy Lifestyle and Life Expectancy Free of Cancer, Cardiovascular Disease, and Type 2 Diabetes: Prospective Cohort Study. BMJ. 2020 Jan 8; 368: l6669.

▶ **Ndiaye M et al.** | The Grape Antioxidant Resveratrol for Skin Disorders: Promise, Prospects, and Challenges. Arch Biochem Biophys. 2011 Apr 15;508(2): 164–70.

▶ **Romeo J et al.** | Drinking Pattern and Socio-Cultural Aspects on Immune Response: An Overview. Proc Nutr Soc. 2010 Aug; 69(3): 341–6.

▶ **Streppel MT et al.** | Long-Term Wine Consumption Is Related to Cardiovascular Mortality and Life Expectancy Independently of Moderate Alcohol Intake: The Zutphen Study. J Epidemiol Community Health. 2009 Jul; 63(7): 534–40.

Arthritis

▶ **Barr T et al.** | Opposing Effects of Alcohol on the Immune System. Prog Neuropsychopharmacol Biol Psychiatry. 2016 Feb 4; 65: 242–51.

▶ **Mangnus L et al.** | Moderate Use of Alcohol Is Associated with Lower Levels of C Reactive Protein but Not With Less Severe Joint Inflammation: A Cross-Sectional Study in Early RA and Healthy Volunteers. RMD Open. 2018 Jan 7; 4(1): e000577.

▶ **Maxwell JR et al.** | Alcohol Consumption Is Inversely Associated with Risk and Severity of Rheumatoid Arthritis. Rheumatology (Oxford). 2010 Nov; 49(11): 2140–6.

▶ **Yang G et al.** | Resveratrol Alleviates Rheumatoid Arthritis via Reducing ROS and Inflammation, Inhibiting MAPK Signaling Pathways, and Suppressing Angiogenesis. J Agric Food Chem. 2018 Dec 12; 66(49): 12953–12960.

Auge

▶ **Abu-Amero KK et al.** | Resveratrol and Ophthalmic Diseases.
Nutrients. 2016 Apr 5; 8(4): 200

▶ **Adams MK et al.** | 20/20 – Alcohol and Age-Related Macular Degeneration:
The Melbourne Collaborative Cohort Study.
Am J Epidemiol. 2012 Aug 15; 176(4): 289–98.

▶ **Bola C et al.** | Resveratrol and the Eye: Activity and Molecular Mecha-
nisms. Graefes Arch Clin Exp Ophthalmol. 2014 May; 252(5): 699–713.

▶ **Bungau S et al.** | Health Benefits of Polyphenols and Carotenoids in
Age-Related Eye Diseases. Oxid Med Cell Longev. 2019 Feb 12; 2019: 9783429

▶ **Gong Y et al.** | Different Amounts of Alcohol Consumption and Cataract:
A Meta-Analysis. Optom Vis Sci. 2015 Apr; 92(4): 471–9.

▶ **Khan AA et al.** | Resveratrol Regulates Pathologic Angiogenesis by
a Eukaryotic Elongation Factor-2 Kinase-Regulated Pathway.
Am J Pathol. 2010 Jul; 177(1): 481–92.

▶ **Lançon A et al**. | Anti-Oxidant, Anti-Inflammatory and Anti-Angiogenic
Properties of Resveratrol in Ocular Diseases.
Molecules. 2016 Mar 2; 21(3): 304.

▶ **Obisesan TO et al.** | Moderate Wine Consumption Is Associated with
Decreased Odds of Developing Age-Related Macular Degeneration in
NHANES-1. J Am Geriatr Soc. 1998 Jan; 46(1): 1–7.

Bluthochdruck

▶ **Chiva-Blanch G et al.** | Dealcoholized Red Wine Decreases Systolic and
Diastolic Blood Pressure and Increases Plasmanitric Oxide: Short Communi-
cation. Circ Res. 2012 Sep 28; 111(8): 1065–8. Epub 2012 Sep 6.

▶ **Christensen A et al.** | Alcohol Intake and Risk of Ischemic and
Haemorrhagic Stroke: Results From a Mendelian Randomisation Study.
J Stroke. 2018 May; 20(2): 218–227.

▶ **Kang MG et al.** | Characterization of New Antihypertensive Angiotensin
I-Converting Enzyme Inhibitory Peptides From Korean Traditional Rice
Wine. J Microbiol Biotechnol. 2012 Mar; 22(3): 339–42.

▶ **Kim DY et al** | Alcohol Consumption: Benefit Versus Harm in Vascular
Events and Overall Mortality.
Stroke, 2018 Jan Volume 49, Issue Suppl 1.

▶ **Millwood IY et al.** | Conventional and Genetic Evidence on Alcohol and
Vascular Disease Aetiology: A Prospective Study of 500 000 Men and Women
in China. Lancet. 2019 May 4; 393(10183): 1831–1842.

▶ **Mostofsky E et al.** | Key Findings on Alcohol Consumption and a Variety
of Health Outcomes From the Nurses' Health Study.
Am J Public Health. 2016 Sep; 106(9): 1586–91.

▶ **Pozo-Bayón MÁ et al.** | Wine Features Related to Safety and Consumer Health: An Integrated Perspective.
Crit Rev Food Sci Nutr. 2012; 52(1): 31–54

▶ **Ronksley PE et al.** | Association of Alcohol Consumption with Selected Cardiovascular Disease Outcomes: A Systematic Review and Meta-Analysis.
BMJ. 2011 Feb 22; 342: d671.

▶ **Thadhani R et al.** | Prospective Study of Moderate Alcohol Consumption and Risk of Hypertension in Young Women.
Arch Intern Med. 2002 Mar 11; 162(5): 569–74.

▶ **Truelsen T et al.** | Intake of Beer, Wine, and Spirits and Risk of Stroke: The Copenhagen City Heart Study. Stroke. 1998 Dec; 29(12): 2467–72.

▶ **Villaverde P et al.** | High Dietary Total Antioxidant Capacity Is Associated with a Reduced Risk of Hypertension in French Women.
Nutr J. 2019 Jun 11; 18(1): 31.

▶ **Zhang C et al.** | Alcohol Intake and Risk of Stroke: A Dose-Response Meta-Analysis of Prospective Studies. Int J Cardiol. 2014 Jul 1; 174(3): 669–77.

Darm

▶ **Barr T et al.** | Opposing Effects of Alcohol on the Immune System.
Prog Neuropsychopharmacol Biol Psychiatry. 2016 Feb 4; 65: 242–51.

▶ **Barroso E et al.** | Lactobacillus Plantarum IFPL935 Impacts Colonic Metabolism in a Simulator of the Human Gut Microbiota During Feeding with Red Wine Polyphenols.
Appl Microbiol Biotechnol. 2014 Aug; 98(15): 6805–15.

▶ **Barroso E et al.** | Phylogenetic Profile of Gut Microbiota in Healthy Adults After Moderate Intake of Red Wine. Mol Nutr Food Res. 2017 Mar; 61(3).

▶ **Bellido Blasco JB et al.** | Outbreak of Salmonella Enteritidis Food Poisoning. Potential Protective Effect of Alcoholic Beverages.
Med Clin (Barc). 1996 Nov 16; 107(17): 641–4.

▶ **Bellido-Blasco JB et al.** | The Protective Effect of Alcoholic Beverages on the Occurrence of a Salmonella Food-Borne Outbreak.
Epidemiology. 2002 Mar; 13(2): 228–30.

▶ **Clemente-Postigo M et al.** | Effect of Acute and Chronic Red Wine Consumption on Lipopolysaccharide Concentrations.
Am J Clin Nutr. 2013 May; 97(5): 1053–61.

▶ **Coppo E, Marchese A** | Antibacterial Activity of Polyphenols.
Curr Pharm Biotechnol. 2014; 15(4): 380–90.

▶ **Messaoudi I et al.** | Moderate Alcohol Consumption Enhances Vaccine-Induced Responses in Rhesus Macaques.
Vaccine. 2013 Dec 17; 32(1): 54–61.

▶ **Nash V et al.** | The Effects of Grape and Red Wine Polyphenols on Gut Microbiota – A Systematic Review. Food Res Int. 2018 Nov; 113: 277–287.

▶ **Pavlidou E et al.** | Wine: An Aspiring Agent in Promoting Longevity and Preventing Chronic Diseases. Diseases. 2018 Aug 8; 6(3).

▶ **Percival SS, Sims CA** | Wine Modifies the Effects of Alcohol on Immune Cells of Mice. J Nutr. 2000 May; 130(5): 1091–4.

▶ **Queipo-Ortuño MI et al.** | Influence of Red Wine Polyphenols and Ethanol on the Gut Microbiota Ecology and Biochemical Biomarkers.
Am J Clin Nutr. 2012 Jun; 95(6): 1323–34.

▶ **Romeo J et al.** | Drinking Pattern and Socio-Cultural Aspects on Immune Response: An Overview. Proc Nutr Soc. 2010 Aug; 69(3): 341–6.

▶ **Sureshchandra S** | Dose-Dependent Effects of Chronic Alcohol Drinking on Peripheral Immune Responses. Sci Rep. 2019 May 24; 9(1): 7847.

▶ **Watzl B et al.** | Acute Intake of Moderate Amounts of Red Wine or Alcohol Has No Effect on the Immune System of Healthy Men.
Eur J Nutr. 2002 Dec; 41(6): 264–70.

▶ **Weisse ME et al.** | Wine As a Digestive Aid: Comparative Antimicrobial Effects of Bismuth Salicylate and Red and White Wine.
BMJ. 1995 Dec 23–30; 311(7021): 1657–60.

Depression

▶ **Cuervo A et al.** | Red Wine Consumption Is Associated with Fecal Microbiota and Malondialdehyde in a Human Population.
J Am Coll Nutr. 2015; 34(2): 135–41.

▶ **Cueva C et al.** | An Integrated View of the Effects of Wine Polyphenols and Their Relevant Metabolites on Gut and Host Health.
Molecules. 2017 Jan 6; 22(1).

▶ **de Lorgeril M et al.** | Interactions of Wine Drinking with Omega-3 Fatty Acids in Patients with Coronary Heart Disease: A Fish-Like Effect of Moderate Wine Drinking. Am Heart J. 2008 Jan; 155(1): 175–81.

▶ **Ge JF et al.** | Resveratrol Ameliorates the Anxiety- and Depression-Like Behavior of Subclinical Hypothyroidism Rat: Possible Involvement of the HPT Axis, HPA Axis, and Wnt/β-Catenin Pathway.
Front Endocrinol (Lausanne). 2016 May 24; 7: 44.

▶ **Gea A et al.** | A Longitudinal Assessment of Alcohol Intake and Incident Depression: The SUN Project. BMC Public Health. 2012 Nov 7; 12: 954.

▶ **Gea A et al.** | Alcohol Intake, Wine Consumption and the Development of Depression: The PREDIMED Study. BMC Med. 2013 Aug 30; 11: 192.

▶ **Godos J et al.** | Dietary Polyphenol Intake and Depression: Results From the Mediterranean Healthy Eating, Lifestyle and Aging (MEAL) Study.
Molecules. 2018 Apr 24; 23(5).

▶ **Pinder RM, Sandler M** | Alcohol, Wine and Mental Health: Focus on Dementia and Stroke. J Psychopharmacol. 2004 Dec; 18(4): 449–56.

Diabetes

▶ **Hodge AM et al.** | Alcohol Intake, Consumption Pattern and Beverage Type, and the Risk of Type 2 Diabetes. Diabet Med. 2006 Jun; 23(6): 690–7.

▶ **Huang J et al.** | Specific Types of Alcoholic Beverage Consumption and Risk of Type 2 Diabetes: A Systematic Review and Meta-Analysis.
J Diabetes Investig. 2017 Jan; 8(1): 56–68.

▶ **Kokavec A, Crowe SF** | Effect on Plasma Insulin and Plasma Glucose of Consuming White Wine Alone After a Meal.
Alcohol Clin Exp Res. 2003 Nov; 27(11): 1718–23.

▶ **Kokavec A, Halloran MA** | Consuming a Small-Moderate Dose of Red Wine Alone Can Alter the Glucose-Insulin Relationship.
Can J Physiol Pharmacol. 2010 Dec; 88(12): 1147–56.

▶ **Koppes LL et al.** | Moderate Alcohol Consumption Lowers the Risk of Type 2 Diabetes: A Meta-Analysis of Prospective Observational Studies.
Diabetes Care. 2005 Mar; 28(3): 719–25.

▶ **Lee DY et al**. | Association Between Alcohol Consumption Pattern and the Incidence Risk of Type 2 Diabetes in Korean Men: A 12-Years Follow-up Study.
Sci Rep. 2017 Aug 4; 7(1): 7322.

▶ **Mostofsky E et al.** | Key Findings on Alcohol Consumption and a Variety of Health Outcomes From the Nurses' Health Study.
Am J Public Health. 2016 Sep; 106(9): 1586–91.

▶ **Neuenschwander M et al.** | Role of Diet in Type 2 Diabetes Incidence: Umbrella Review of Meta-Analyses of Prospective Observational Studies.
BMJ. 2019 Jul 3; 366: l2368.

▶ **Rienks J et al.** | Polyphenol Exposure and Risk of Type 2 Diabetes: Dose-Response Meta-Analyses and Systematic Review of Prospective Cohort Studies. Am J Clin Nutr. 2018 Jul 1; 108(1): 49–61.

▶ **Stampfer MJ et al.** | A Prospective Study of Moderate Alcohol Drinking and Risk of Diabetes in Women. Am J Epidemiol. 1988 Sep; 128(3): 549–58.

▶ **Wannamethee SG et al.** | Alcohol Drinking Patterns and Risk of Type 2 Diabetes Mellitus Among Younger Women.
Arch Intern Med. 2003 Jun 9; 163(11): 1329–36.

▶ **Zhu X et al.** | Effects of Resveratrol on Glucose Control and Insulin Sensitivity in Subjects with Type 2 Diabetes: Systematic Review and Meta-Analysis.
Nutr Metab (Lond). 2017 Sep 22; 14: 60.

Herz

▶ **Aguib Y et al.** | The Copenhagen City Heart Study (Østerbroundersø-gelsen). Glob Cardiol Sci Pract. 2015 Oct 9; 2015(3): 33.

▶ **Apostolidou C et al.** | Cardiovascular Risk and Benefits From Antioxidant Dietary Intervention with Red Wine in Asymptomatic Hypercholesterolemics. Clin Nutr ESPEN. 2015 Dec; 10(6): e224–e233.

▶ **Bell S et al.** | Association Between Clinically Recorded Alcohol Consumption and Initial Presentation of 12 Cardiovascular Diseases: Population Based Cohort Study Using Linked Health Records. BMJ. 2017 Mar 22; 356: j909.

▶ **Doonan BB et al.** | The French Paradox Revisited: Cardioprotection via Hormesis, Red Wine and Resveratrol. Handbook of Nutrition in Heart Health. 2017, 467–485

▶ **Estruch R et al.** | Moderate Consumption of Red Wine, but Not Gin, Decreases Erythrocyte Superoxide Dismutase Activity: A Randomised Cross-Over Trial. Nutr Metab Cardiovasc Dis. 2011 Jan; 21(1): 46–53.

▶ **Gresele P et al.** | Resveratrol, at Concentrations Attainable with Moderate Wine Consumption, Stimulates Human Platelet Nitric Oxide Production. J Nutr. 2008 Sep; 138(9): 1602–8.

▶ **Hamed S et al.** | Red Wine Consumption Improves In Vitro Migration of Endothelial Progenitor Cells in Young, Healthy Individuals. Am J Clin Nutr. 2010 Jul; 92(1): 161–9.

▶ **Haseeb S et al.** | Wine and Cardiovascular Health: A Comprehensive Review. Circulation. 2017 Oct 10; 136(15): 1434–1448. https://www.heart.org/en/healthy-living/healthy-eating/eat-smart/nutrition-basics/alcohol-and-heart-health

▶ **Mostofsky E et al.** | Key Findings on Alcohol Consumption and a Variety of Health Outcomes From the Nurses' Health Study. Am J Public Health. 2016 Sep; 106(9): 1586–91.

▶ **Pavlidou E et al.** | Wine: An Aspiring Agent in Promoting Longevity and Preventing Chronic Diseases. Diseases. 2018 Aug 8; 6(3).

▶ **Renaud S, de Lorgeril M** | Wine, Alcohol, Platelets, and the French Paradox for Coronary Heart Disease. Lancet. 1992 Jun 20; 339(8808): 1523–6.

▶ **Renaud SC et al.** | Alcohol and Mortality in Middle-Aged Men From Eastern France. Epidemiology. 1998 Mar; 9(2): 184–8.

▶ **Rimm EB et al.** | Moderate Alcohol Intake and Lower Risk of Coronary Heart Disease: Meta-Analysis of Effects on Lipids and Haemostatic Factors. BMJ. 1999 Dec 11; 319(7224): 1523–8.

▶ **Stoclet JC** | Bonum Vinum Laetificat Cor Hominum. Med Sci Monit. 2001 Jul–Aug; 7(4): 842–7.

▶ **Xanthopoulou MN et al.** | Wine Consumption Reduced Postprandial Platelet Sensitivity Against Platelet Activating Factor in Healthy Men.
Eur J Nutr. 2017 Jun; 56(4): 1485–1492.

Immunsystem

▶ **Barroso E et al.** | Lactobacillus Plantarum IFPL935 Impacts Colonic Metabolism in a Simulator of the Human Gut Microbiota During Feeding With Red Wine Polyphenols. Appl Microbiol Biotechnol. 2014 Aug; 98(15): 6805–15.

▶ **Bellido-Blasco JB et al.** | The Protective Effect of Alcoholic Beverages on the Occurrence of a Salmonella Food-Borne Outbreak.
Epidemiology. 2002 Mar; 13(2): 228–30.

▶ **Bouarab-Chibane L et al.** | Antibacterial Properties of Polyphenols: Characterization and QSAR (Quantitative Structure-Activity Relationship) Models. Front Microbiol. 2019 Apr 18; 10: 829.

▶ **Coppo E, Marchese A** | Antibacterial Activity of Polyphenols.
Curr Pharm Biotechnol. 2014; 15(4): 380–90.

▶ **Correia A M, et al.** | The Protective Effect of Alcoholic Beverages in a Foodborne Outbreak of Salmonella Enteritidis PT1 in Northern Portugal.
Euro Surveill. 2003; 7(13): pii=2195.

▶ **den Boogert EM et al.** | Risk Factors for Developing Acute Gastrointestinal, Skin or Respiratory Infections Following Obstacle and Mud Run Participation, the Netherlands, 2017. Euro Surveill. 2019 Oct; 24(40).

▶ **Desenclos JA et al.** | The Protective Effect of Alcohol on the Occurrence of Epidemic Oyster-Borne Hepatitis A. Epidemiology. 1992 Jul; 3(4): 371–4.

▶ **Desenclos JC et al.** | A Multistate Outbreak of Hepatitis A Caused by the Consumption of Raw Oysters. Am J Public Health. 1991 Oct; 81(10): 1268–72.

▶ **Friedman M** | Antibacterial, Antiviral, and Antifungal Properties of Wines and Winery Byproducts in Relation to Their Flavonoid Content.
J Agric Food Chem. 2014 Jul 2; 62(26): 6025–42.

▶ **Hayes DP et al.** | Nutritional Hormesis. Eur J Clin Nutr. 2007 Feb; 61(2): 147–59.

▶ **Percival SS, Sims CA** | Wine Modifies the Effects of Alcohol on Immune Cells of Mice. J Nutr. 2000 May; 130(5): 1091–4.

▶ **Queipo-Ortuño MI et al.** | Influence of Red Wine Polyphenols and Ethanol on the Gut Microbiota Ecology and Biochemical Biomarkers.
Am J Clin Nutr. 2012 Jun; 95(6): 1323–34.

▶ **Romeo J et al.** | Moderate Alcohol Consumption and the Immune System: A Review. Br J Nutr. 2007 Oct; 98 Suppl 1: S111–5.

▶ **Stój A et al.** | Gentisic Acid, Salicylic Acid, Total Phenolic Content and Cholinesterase Inhibitory Activities of Red Wines Made From Various Grape

Varieties. South African Journal of Enology and Viticulture, Vol. 40, N° 1, 2019, 1–12

▶ **Sureshchandra S** | Dose-Dependent Effects of Chronic Alcohol Drinking on Peripheral Immune Responses. Sci Rep. 2019 May 24; 9(1): 7847.

▶ **Weisse ME et al.** | Wine as a Digestive Aid: Comparative Antimicrobial Effects of Bismuth Salicylate and Red and White Wine.
BMJ. 1995 Dec 23–30; 311(7021): 1657–60.

Knochen

▶ **Berg KM et al.** | Association Between Alcohol Consumption and Both Osteoporotic Fracture and Bone Density.
Am J Med. 2008 May; 121(5): 406–18.

▶ **Calabrese G** | Nonalcoholic Compounds of Wine: The Phytoestrogen Resveratrol and Moderate Red Wine Consumption During Menopause.
Drugs Exp Clin Res. 1999; 25(2–3): 111–4.

▶ **Fung TT et al.** | Alcohol Intake, Specific Alcoholic Beverages, and Risk of Hip Fractures in Postmenopausal Women and Men Age 50 and Older.
Am J Clin Nutr. 2019 Sep 1; 110(3): 691–700.

▶ **Hemenway D et al.** | Fractures and Lifestyle: Effect of Cigarette Smoking, Alcohol Intake, and Relative Weight on the Risk of Hip and Forearm Fractures in Middle-Aged Women. Am J Public Health. 1988 Dec;7 8(12): 1554–8.

▶ **Kutleša Z, Budimir Mršić D** | Wine and Bone Health: A Review.
J Bone Miner Metab. 2016 Jan; 34(1): 11–22.

▶ **Marrone JA et al.** | Moderate Alcohol Intake Lowers Biochemical Markers of Bone Turnover in Postmenopausal Women. Menopause. 2012 Sep; 19(9): 974–9.

▶ **McLernon DJ et al.** | Do Lifestyle Choices Explain the Effect of Alcohol on Bone Mineral Density in Women Around Menopause?
Am J Clin Nutr. 2012 May; 95(5): 1261–9.

▶ **Mostofsky E et al.** | Key Findings on Alcohol Consumption and a Variety of Health Outcomes From the Nurses' Health Study.
Am J Public Health. 2016 Sep; 106(9): 1586–91.

▶ **Tucker KL et al.** | Effects of Beer, Wine, and Liquor Intakes on Bone Mineral Density in Older Men and Women.
Am J Clin Nutr. 2009 Apr; 89(4): 1188–96.

▶ **Walker-Bone K** | Recognizing and Treating Secondary Osteoporosis.
Nat Rev Rheumatol. 2012 Aug; 8(8): 480–92.

▶ **Zoechling, A. Et.al.** | The Flavonoid Kaempferol is Responsible for the Majority of Estrogenic Activity in Red Wine. American Journal of Enology and Viticulture. 60. 223–232

Krebs

► **Chen S et al.** | The Influences of Red Wine in Phenotypes of Human Cancer Cells. Gene. 2019 Jun 20; 702: 194–204.

► **Cook LS et al.** | Adult Lifetime Alcohol Consumption and Invasive Epithelial Ovarian Cancer Risk in a Population-Based Case-Control Study. Gynecol Oncol. 2016 Feb; 140(2): 277–84.

► **Downer MK et al.** | Alcohol Intake and Risk of Lethal Prostate Cancer in the Health Professionals Follow-up Study.
J Clin Oncol. 2019 Jun 10; 37(17): 1499–1511.

► **Gammon MD et al.** | Tobacco, Alcohol, and Socioeconomic Status and Adenocarcinomas of the Esophagus and Gastric Cardia.
J Natl Cancer Inst. 1997 Sep 3; 89(17): 1277–84.

► **Klarich DS et al.** | Moderate Alcohol Consumption and Colorectal Cancer Risk. Alcohol Clin Exp Res. 2015 Aug; 39(8): 1280–91.

► **Ko JH et al.** | The Role of Resveratrol in Cancer Therapy.
Int J Mol Sci. 2017 Dec 1; 18(12).

► **Pavlidou E et al.** | Wine: An Aspiring Agent in Promoting Longevity and Preventing Chronic Diseases. Diseases. 2018 Aug 8; 6(3).

► **Poschner S et al.** | Resveratrol Inhibits Key Steps of Steroid Metabolism in a Human Estrogen-Receptor Positive Breast Cancer Model: Impact on Cellular Proliferation. Front Pharmacol. 2018 Jul 10; 9: 742.

► **Renaud SC et al.** | Alcohol and Mortality in Middle-Aged Men From Eastern France. Epidemiology. 1998 Mar; 9(2): 184–8.

► **Renaud SC et al.** | Wine, Beer, and Mortality in Middle-Aged Men From Eastern France. Arch Intern Med. 1999 Sep 13; 159(16): 1865–70.

► **Salehi B et al.** | Resveratrol: A Double-Edged Sword in Health Benefits. Biomedicines. 2018 Sep 9; 6(3).

► **Schoonen WM et al.** | Alcohol Consumption and Risk of Prostate Cancer in Middle-Aged Men. Int J Cancer. 2005 Jan 1; 113(1): 133–40.

► **Walter V et al.** | Alcohol Consumption and Survival of Colorectal Cancer Patients: A Population-Based Study From Germany.
Am J Clin Nutr. 2016 Jun;103(6): 1497–506.

Leber

► **Abenavoli L et al.** | Polyphenols Treatment in Patients with Nonalcoholic Fatty Liver Disease. J Transl Int Med. 2017 Sep 30; 5(3):144–147.

► **Becker PU et al.** | Alcohol Intake and Risk of Liver Disease – Significance of Gender. A Population Study. Ugeskr Laeger. 1997 Jun 9; 159(24): 3782–6.

► **Dunn W et al.** | Modest Wine Drinking and Decreased Prevalence of Suspected Nonalcoholic Fatty Liver Disease.
Hepatology. 2008 Jun; 47(6): 1947–54.

▶ **Guy J, Peters MG** | Liver Disease in Women: The Influence of Gender on Epidemiology, Natural History, and Patient Outcomes.
Gastroenterol Hepatol (N Y). 2013; 9(10): 633–639.

▶ **Hagström H** | Alcohol Consumption in Concomitant Liver Disease: How Much Is Too Much? Curr Hepatol Rep. 2017; 16(2): 152–157.

▶ **Pelletier S et al.** | Wine Consumption Is Not Associated With a Decreased Risk of Alcoholic Cirrhosis in Heavy Drinkers.
Alcohol Alcohol. 2002 Nov–Dec; 37(6): 618–21.

▶ **Theodotou M et al.** | Effect of Resveratrol on Non-Alcoholic Fatty Liver Disease. Exp Ther Med. 2019 Jul; 18(1): 559–565.

▶ **Yamada K et al.** | Light Alcohol Consumption Has the Potential to Suppress Hepatocellular Injury and Liver Fibrosis in Non-Alcoholic Fatty Liver Disease.
PLOS One. 2018 Jan 17; 13(1): e0191026.

Magen

▶ **Brenner H et al.** | Alcohol Consumption and Helicobacter Pylori Infection: Results From the German National Healthand Nutrition Survey.
Epidemiology. 1999 May; 10(3): 214–8.

▶ **Friedman M et al.** | Recipes for Antimicrobial Wine Marinades Against Bacillus Cereus, Escherichia Coli O157:H7, Listeria Monocytogenes, and Salmonella Enterica. J Food Sci. 2007 Aug; 72(6): M207–13.

▶ **Kuepper-Nybelen J et al.** | Patterns of Alcohol Consumption and Helico-bacter Pylori Infection: Results of a Population-Based Study From Germany Among 6545 Adults. Aliment Pharmacol Ther. 2005 Jan 1; 21(1): 57–64.

▶ **Rocha BS et al.** | Dietary Polyphenols Generate Nitric Oxide From Nitrite in the Stomach and Induce Smooth Muscle Relaxation.
Toxicology. 2009 Nov 9; 265(1–2): 41–8.

▶ **Waite JG, Daeschel MA** | Contribution of Wine Components to Inacti-vation of Food-Borne Pathogens. J Food Sci. 2007 Sept; 72(7): M286–91.

▶ **Weisse ME et al.** | Wine as a Digestive Aid: Comparative Antimicrobial Effects of Bismuth Salicylate and Red and White Wine. BMJ. 1995 Dec 23–30; 311(7021): 1657–60.

Schönheit

▶ **Buonocore D et al.** | Resveratrol-Procyanidin Blend: Nutraceutical and Antiaging Efficacy Evaluated in a Placebo-Controlled, Double-Blind Study. Clinical, Cosmetic and Investigational Dermatology 2012:5.

▶ **Davinelli S et al.** | Cytoprotective Polyphenols Against Chronological Skin Aging and Cutaneous Photodamage. Curr Pharm Des. 2018; 24(2): 99–105.

▶ **Gatherwright J et al.** | The Contribution of Endogenous and Exogenous Factors to Male Alopecia: A Study of Identical Twins.
Plast Reconstr Surg. 2013 May; 131(5): 794e–801e.

▶ **Hughes MC et al.** | Food Intake, Dietary Patterns, and Actinic Keratoses of the Skin: A Longitudinal Study. Am J Clin Nutr. 2009 Apr; 89(4): 1246–55.

▶ **Liu B et al.** | Resveratrol Rescues SIRT1-Dependent Adult Stem Cell Decline and Alleviates Progeroid Features in Laminopathy-Based Progeria.
Cell Metab. 2012 Dec 5; 16(6): 738–50.

▶ **Moehrle M et al.** | Sun Protection by Red Wine?
J Dtsch Dermatol Ges. 2009 Jan; 7(1): 29–32, 29–33.

▶ **Petruk G et al.** | Antioxidants From Plants Protect against Skin Photoaging.
Oxid Med Cell Longev. 2018 Aug 2; 2018: 1454936.

▶ **Ratz-Łyko A, Arct J** | Resveratrol as an Active Ingredient for Cosmetic and Dermatological Applications: A Review.
J Cosmet Laser Ther. 2019; 21(2): 84–90.

▶ **Shapira N** | Nutritional Approach to Sun Protection: A Suggested Complement to External Strategies. Nutr Rev. 2010 Feb; 68(2): 75–86.

▶ **Wang L et al.** | Alcohol Consumption, Weight Gain, and Risk of Becoming Overweight in Middle-Aged and Older Women.
Arch Intern Med. 2010 Mar 8; 170(5): 453–61.

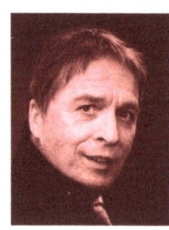

Dr. Hans-Ulrich Grimm

ist Journalist und Autor. Jahrelange Recherchen in der
Welt der Nahrungsmittel brachten ihn zu der Erkenntnis:
Genuss und Gesundheit gehören zusammen. Bei seinen
vielen Reisen in die Weingebiete Italiens, Frankreichs,
aber auch Deutschlands stand dabei zunächst der Genuss
im Vordergrund. Auf die gesundheitliche Dimension
des Kultgetränks brachten ihn erst Recherchen bei
Anti-Aging-Forschern im Silicon Valley. Seither genießt
er natürlich auf ganz neuem Niveau.

Grimms Bücher sind Bestseller. Allein Die Suppe lügt
ist in einer Gesamtauflage von über 250 000 Exemplaren
erschienen und gilt mittlerweile als Klassiker der modernen Nahrungskritik. Zuletzt sind bei Droemer Echtes Essen.
Der Anti-Aging-Kompass und Food War. Wie Nahrungs-
mittelkonzerne und Pharmariesen unsere Gesundheit
für ihre Profite aufs Spiel setzen erschienen. Hans-Ulrich
Grimm lebt mit seiner Familie in Stuttgart.